U0349891

中国科协三峡科技出版资助计划

肺孢子菌肺炎诊断与治疗

阴赪宏　主编

中国科学技术出版社

·北　京·

图书在版编目（CIP）数据

肺孢子菌肺炎诊断与治疗／阴赪宏主编. —北京：中国科学技术出版社，2012. 12

（中国科协三峡科技出版资助计划）

ISBN 978 - 7 - 5046 - 6267 - 5

Ⅰ. ①肺… Ⅱ. ①阴… Ⅲ. ①肺炎 - 诊疗 Ⅳ. ①R563. 1

中国版本图书馆 CIP 数据核字（2012）第 306615 号

总 策 划	沈爱民 林初学 刘兴平 孙志禹	责任编辑	史若晗 王 丽
项 目 策 划	杨书宣 赵崇海	责任校对	孟华英
出 版 人	苏 青	印刷监制	李春利
编辑组组长	吕建华 许 英 赵 晖	责任印制	张建农

出 版	中国科学技术出版社
发 行	科学普及出版社发行部
地 址	北京市海淀区中关村南大街 16 号
邮 编	100081
发行电话	010 - 62103349
传 真	010 - 62103166
网 址	http://www.cspbooks.com.cn

开 本	787mm×1092mm 1/16
字 数	170 千字
印 张	8
版 次	2013 年 7 月第 1 版
印 次	2013 年 7 月第 1 次印刷
印 刷	北京华联印刷有限公司

| 书 号 | ISBN 978 - 7 - 5046 - 6267 - 5/R · 1649 |
| 定 价 | 35. 00 元 |

总　序

　　科技是人类智慧的伟大结晶，创新是文明进步的不竭动力。当今世界，科技日益深入影响经济社会发展和人们日常生活，科技创新发展水平深刻反映着一个国家的综合国力和核心竞争力。面对新形势、新要求，我们必须牢牢把握新的科技革命和产业变革机遇，大力实施科教兴国战略和人才强国战略，全面提高自主创新能力。

　　科技著作是科研成果和自主创新能力的重要体现形式。纵观世界科技发展历史，高水平学术论著的出版常常成为科技进步和科技创新的重要里程碑。1543 年，哥白尼的《天体运行论》在他逝世前夕出版，标志着人类在宇宙认识论上的一次革命，新的科学思想得以传遍欧洲，科学革命的序幕由此拉开。1687 年，牛顿的代表作《自然哲学的数学原理》问世，在物理学、数学、天文学和哲学等领域产生巨大影响，标志着牛顿力学三大定律和万有引力定律的诞生。1789 年，拉瓦锡出版了他的划时代名著《化学纲要》，为使化学确立为一门真正独立的学科奠定了基础，标志着化学新纪元的开端。1873 年，麦克斯韦出版的《论电和磁》标志着电磁场理论的创立，该理论将电学、磁学、光学统一起来，成为 19 世纪物理学发展的最光辉成果。

　　这些伟大的学术论著凝聚着科学巨匠们的伟大科学思想，标志着不同时代科学技术的革命性进展，成为支撑相应学科发展宽厚、坚实的奠基石。放眼全球，科技论著的出版数量和质量，集中体现了各国科技工作者的原始创新能力，一个国家但凡拥有强大的自主创新能力，无一例外也反映到其出版的科技论著数量、质量和影响力上。出版高水平、高质量的学术著作,成为科技工作者的奋斗目标和出版工作者的不懈追求。

中国科学技术协会是中国科技工作者的群众组织,是党和政府联系科技工作者的桥梁和纽带,在组织开展学术交流、科学普及、人才举荐、决策咨询等方面,具有独特的学科智力优势和组织网络优势。中国长江三峡集团公司是中国特大型国有独资企业,是推动我国经济发展、社会进步、民生改善、科技创新和国家安全的重要力量。2011年12月,中国科学技术协会和中国长江三峡集团公司签订战略合作协议,联合设立"中国科协三峡科技出版资助计划",资助全国从事基础研究、应用基础研究或技术开发、改造和产品研发的科技工作者出版高水平的科技学术著作,并向45岁以下青年科技工作者、中国青年科技奖获得者和全国百篇优秀博士论文获得者倾斜,重点资助科技人员出版首部学术专著。

我由衷地希望,"中国科协三峡科技出版资助计划"的实施,对更好地聚集原创科研成果,推动国家科技创新和学科发展,促进科技工作者学术成长,繁荣科技出版,打造中国科学技术出版社学术出版品牌,产生积极的、重要的作用。

是为序。

中国长江三峡集团公司董事长

2012 年 12 月

编写人员名单

主　编 阴赪宏
副主编 刁宗礼　齐海宇
编　者
常　涛（新疆医科大学附属第六医院）
陈宝敏（首都医科大学附属北京地坛医院）
崔　红（首都医科大学附属北京友谊医院）
刁宗礼（首都医科大学附属北京友谊医院）
黄敏君（首都医科大学附属北京友谊医院）
李晶铃（北京海淀医院）
李小丽（首都医科大学附属北京友谊医院）
李兴旺（首都医科大学附属北京地坛医院）
刘瑞霞（首都医科大学附属北京友谊医院）
路　琴（北京市老年医院）
马素霞（北京市石景山医院）
齐海宇（首都医科大学附属北京友谊医院）
孙芳芳（西安市第五医院）
孙　岚（首都医科大学附属北京友谊医院）
王　超（首都医科大学附属北京友谊医院）
王　红（首都医科大学附属北京友谊医院）
王　欢（首都医科大学附属北京友谊医院）
王建成（首都医科大学附属北京友谊医院）
王　婧（首都医科大学附属北京友谊医院）

王　艳（首都医科大学附属北京友谊医院）

王　昭（首都医科大学附属北京友谊医院）

文　艳（首都医科大学附属北京友谊医院）

肖红丽（首都医科大学附属北京友谊医院）

衣恩通（首都医科大学附属北京友谊医院）

阴赪宏（首都医科大学附属北京友谊医院）

郑晓燕（首都医科大学附属北京友谊医院）

序　一

肺孢子菌肺炎（PCP）常见于因肿瘤放化疗、器官及骨髓移植、高龄、先天或获得性免疫缺陷、HIV感染及因各种疾病而接受免疫抑制药造成免疫功能低下的人群。近年来我国发生PCP的高危人群日趋扩大，临床患者日益增多，它所涉及的健康问题已很严重，但很多临床医师对这种疾病并不熟悉。如何预防和控制PCP的发生受到了很大关注。

尽管在使用高效抗逆转录病毒疗法（HAART）及对PCP预防性用药后，PCP的发生率已明显下降，但PCP仍是我国艾滋病患者常见的机会性真菌感染。随着近年器官移植和免疫抑制药物的广泛应用，使移植术后PCP患者明显增加，如未能早期诊断和及时治疗，发生PCP后病情迅速恶化，易发生急性呼吸窘迫综合征（ARDS），并发多重感染，病死率高。而肾移植、肺移植患者积极预防PCP后，可明显减少患者的死亡，保证移植成功率。因此，如能掌握针对PCP的有效治疗方法，及时诊断和治疗，那么预后将是满意的。

《肺孢子菌肺炎诊断与治疗》一书内容充实，既有理论价值和教学参考价值，又有临床实用价值。本书介绍了肺孢子菌肺炎的病原、病理、临床表现、诊断、治疗等，内容源于编者的研究和临床实践经验，并结合国内外最新研究进展，将有利于增加临床医护人员、患者及其家属对本病的了解，有利于PCP诊疗水平的提高。因此，既可以使读者了解PCP，又可以有效地指导临床实践，是为该书的主要特点。

本书即将付梓，乐为之序。

首都医科大学附属北京友谊医院　教授　主任医师

王金忠

序　二

　　肺孢子菌肺炎（PCP）是一种由肺孢子菌引起的呼吸系统机会性感染。鉴于目前艾滋病进入高发期，肿瘤放化疗、器官及骨髓移植等技术的广泛应用，其发病率在我国不断增加，其危害性受到关注，PCP 已成为越来越重要的临床问题。

　　然而，国内目前尚无 PCP 的专著出版，有关 PCP 的著述多见于《感染病学》、《传染病学》等学术著作中，因此，出版有关的 PCP 医学专著已迫在眉睫，本书的出版具有重要的学术价值和社会价值。

　　《肺孢子菌肺炎诊断和治疗》的编者从事感染性疾病的临床与基础研究多年，积累了丰富的临床和实践经验，为了适应临床需要，根据实践经验，结合国内外最新研究进展编著成书，反映了 PCP 诊治的最新动态，内容涉及 PCP 的基础与临床，是一本高质量的学术著作，具有较高的理论价值和应用价值。

　　本书的出版，将填补 PCP 相关学术著作的空白，不仅可供临床医师应用参考，还有利于加深普通读者对肺孢子菌肺炎的认识和了解，将对我国 PCP 诊治水平的提高起到积极的促进作用。

　　在本书即将出版之际，有幸拜读，愿为之序。

首都医科大学附属北京友谊医院　教授　主任医师

前　言

　　肺孢子菌肺炎（PCP）是一种常见的呼吸系统机会性感染，多见于因肿瘤放化疗、器官及骨髓移植、高龄、先天或获得性免疫缺陷（如 HIV 感染）及因各种疾病而接受免疫抑制药造成免疫功能低下的人群。

　　近年来，随着我国人口老龄化进程加速，HIV 感染的不断增加，器官移植的普及，以及肿瘤放化疗人数的增多，发生 PCP 的高危人群日趋扩大，临床 PCP 患者日益增多，常导致患者死亡，因此，PCP 已成为严重的健康问题。如何预防和控制 PCP 的发生受到了更大的关注。然而，目前很多医护人员对 PCP 的临床表现、诊断、治疗、护理尚缺乏系统的了解，因此，加强 PCP 相关知识的介绍和教育显得非常必要。

　　《肺孢子菌肺炎诊断和治疗》一书分为上、中、下三篇，详细介绍了 PCP 的病原学、流行病学、病理学、诊断学、治疗学、护理学、实验诊断技术等内容，为 PCP 的临床诊治提供了专业指导，有利于 PCP 的早期发现、早期治疗，提高治愈率，节省医疗资源，减轻患者负担。

　　《肺孢子菌肺炎诊断与治疗》的编写充分反映我国 PCP 诊疗水平，填补国内该领域的空白。适于从事呼吸内科、感染内科、老年内科、血液内科、肿瘤内科、风湿内科以及从事肾移植、肝移植、肺移植的医护工作者，也可供艾滋病防治专业人员、大专院校和科研院所从事病原生物学教学、科研人员及研究生参考使用。

　　在本书的编写过程中，首都医科大学附属北京友谊医院的王宝恩教授和张淑文教授百忙之中为本书作序，郭增柱研究员做了大量的前期工作，在此一并表示感谢。

　　限于编者水平，虽几易其稿，但疏漏之处仍在所难免，望同道及广大读者予以斧正。

首都医科大学附属北京友谊医院　教授　主任医师

目　录

第1章 病 原 学

肺孢子菌肺炎（*Pneumocystis* pneumonia，PCP），是一种呼吸系统机会性感染，常见于免疫功能低下或缺陷者。随着我国癌症患者、器官移植者、老年患者、先天性或获得性免疫缺陷及因其他疾病而接受免疫抑制药者等 PCP 高危人群的日趋扩大，临床 PCP 患者日趋增多，严重危害人类健康。PCP 病原体为人源肺孢子菌（*Pneumocystis jirovecii*，PJ），其他包括卡氏肺孢子菌和卡氏肺孢子虫（*Pneumocystis carinii*，PC）。肺孢子菌形态特征与原虫类似，并且对抗原虫药物敏感，但超微结构和染色特性等与真菌相像，故其生物学分类存在争议。

1.1 发现史

1909 年巴西学者 Carlos Chagas 在研究巴西内陆地区铁路工人致死性肺炎时发现一种新的寄生虫，并将其称为克氏锥虫，认为包囊形态是克氏锥虫生活史的一个阶段。Antonio Carini 在随后的研究中发现，部分患锥虫病动物中，在存在大量锥体虫的情况下亦未能发现包囊形态，据此认为新发现的包囊可能不属于锥体虫。1912 年，巴黎巴斯德研究所 Dolanoe 确认 Chagas 和 Carini 发现的微生物为一新物种，命名为卡氏肺孢子虫。卡氏肺孢子虫当时被认为是一种不重要的病原体，此后 30 年内一直被研究人员所忽视。第二次世界大战后在欧洲发现肺孢子虫引起早产儿和营养不良的婴幼儿间质性肺炎，肺孢子虫重新进入研究人员的视野。在 1952 年，Vanek 和 Jirovec 首次从肺炎死亡患者尸解的肺组织中分离到该病原体，并将该病命名为卡氏肺孢子虫肺炎（*Pneumocystis carinii* pneumonia，PCP）。20 世纪 60 年代以后，肺孢子虫肺炎主要见于癌症放化疗患者、器官移植者和免疫抑制药治疗患者。自 1984 年发现首例艾滋病患者以来，肺孢子虫一直是艾滋病最重要的机会性感染病原体。目前，肺孢子虫已经成为免疫功能受损患者机会性感染和致死的重要原因，日益受到医学界的重视。

1.2 肺孢子菌命名

1912 年 Dolanoe 确认肺孢子菌为不同于锥虫的新物种后，将其命名为肺孢子虫，为表示对 Carini 的敬意，将来源于大鼠的肺孢子虫命名为卡氏肺孢子虫。此后的 70 余年里，肺孢子虫一直被认为是一种原虫。命名的主要依据：①生活史类似原虫，包括四个阶段，即滋养体、包囊前期、包囊和子孢子；②形态特征与原虫相似，其膜结构与疟原虫相似，微管的超微结构也与孢子虫的特征相吻合，滋养体具有类似原虫的伪足结构及其活动方式；③在真菌培养基上不能生长；④虫体的胞膜上富含胆固醇，而不是真菌胞膜上的麦角固醇；⑤对抗真菌药物两性霉素 B 和酮康唑不敏感，而对抗原虫药物如 TMP-SMZ 和戊烷脒敏感。但原虫假设也存在争议，1970 年，发现肺孢子虫存在真菌类似的形态结构。此外，TMP-SMZ 可阻断真菌和原虫生物学合成途径，故难以作为鉴别依据。1988 年 Edman 等对鼠源肺孢子虫 18S 核糖体 RNA（rRNA）进行基因测序，发现与原虫相比，其序列与酿酒酵母菌 18S rRNA 基因同源性更高。1992 年 Van de Peer 将大鼠源肺孢子虫的 16S rRNA 序列与 38 种真菌 16S rRNA 序列进行比较后，也证实其属于真菌。18S rRNA 被广泛用来研究微生物间在进化上的亲缘关系，大鼠源肺孢子虫与酿酒酵母菌、白色念珠菌、新型隐球菌在 18S rRNA 上的相似性远大于其与蓝氏贾第虫及弓形虫的相似性。从基因所表达的产物来看，Ypmawong 等认为延长因子-3（elongation factor-3，EF-3）目前仅存在于真菌中，是种系发生的最有力依据之一，实验证实了大鼠源 PC 的 EF-3 基因蛋白产物与酿酒酵母菌具有 57% 的序列同源性。Banerji 等证明 PC 的 Arom 基因编码的蛋白与所有已知真菌 Arom 蛋白高度同源。PC 囊壁中弹性硬蛋白酶、β-葡聚糖成分以及其他系列蛋白，如 β-微管蛋白、转译因子 HD、P 型阳离子转移 ATP 酶等均与真菌具有相似性。这些结果从基因水平和蛋白质水平都支持肺孢子虫归属于真菌的学说，并就此更名为肺孢子菌。

1999 年，Frenkel 提出用二项式命名法来重新命名肺孢子菌，感染人的肺孢子菌称为耶氏肺孢子菌（*Pneumocystis jiroveci*，PJ），以纪念最早研究人肺孢子菌的捷克科学家 Otto Jiroveci，而感染大鼠的肺孢子菌称为卡氏肺孢子菌（*Pneumocystis carinii*，PC）。2001 年在美国俄亥俄州召开的机会性原生生物国际研讨会上，此种命名得到与会专家的一致认可。故感染人的肺孢子菌应称为耶氏肺孢子菌（PJ），感染大鼠的肺孢子菌为卡氏肺孢子菌（PC），肺孢子虫肺炎为肺孢子菌肺炎（*Pneumocystis pneumonia*，PCP）。

但是，对肺孢子菌属于真菌中的分类地位也有不同看法，有的把肺孢子菌归类为一种不典型真菌，在进化树上位于子囊菌门和担子菌门之间的一个分支。在应用系统进化分析方法进行比较时发现，肺孢子菌与壶菌门、接合菌门或担子菌门生物相似性较差，而与子囊菌门的酿酒酵母菌同源性较高。Tehler 等对 1551 种真菌核糖体基因序列分析后明确了肺孢子菌属于子囊菌门。肌动蛋白、β-微管蛋白和钙调素是生物进化中最保守的一类蛋白质，燕安等在应用以上蛋白对肺孢子菌构建系统进化树时发现肺孢子菌应属于子囊菌门属的早期分支古子囊菌（Archiascomycetes）范畴。Sugiyama 也支持以上的观点，并且在以 Hibbett 为首的一个小组的共同努力下对所有真菌进行系统性分类，肺孢子菌在真菌系统中的位置如下：

子囊菌门（Ascomycota）

外囊菌亚门（Taphrinomycotina）

肺孢子菌纲（Pneumocystidomycetes）

肺孢子菌目（Pneumocystidales）

肺孢子菌科（Pneumocystidaceae）

肺孢子菌（*Pneumocystis*）

1.3　肺孢子菌细胞结构

随着透射电子显微镜和细胞化学染色技术的发展以及三维重建技术的应用，对肺孢子菌的细胞结构的认识取得较大进展。高渗固定剂和适宜的清洗液对获得适用于透射电子显微镜的保存完好的肺孢子菌胞浆结构至关重要。此外，通过体外培养和在高度可重复的 PCP 动物模型体内观察，可获得有关肺孢子菌与肺泡上皮细胞的关系，或肺孢子菌与肺部表面活性物质相互作用的信息资料。从总体上看，肺孢子菌属细胞水平上的基本特性显示该微生物构成一个属于不典型真菌的新生物群体，为基础生物学研究开创了一个新领域。

1.3.1　光学显微镜下形态结构

采用光学显微镜或免疫荧光法通常可从支气管灌洗液（broncho-alveolar lavage fluid，BALF）或诱导痰液标本检测到人源性肺孢子菌。寄生虫，特别是成熟包囊应首先选用相差显微镜或 Nomarski 干涉显微镜鉴定。然而，最近多数研究人员多采用空气干燥涂片经 TBO、GMS 或甲醇 – 吉姆萨染色后检测该微生物。TBO、甲酚紫和 GMS 对肺孢子菌囊壁成分具有较好的亲和力。因此，TBO 可将包囊形态（如中后期包囊母细胞和成熟包囊）的细胞壁染成紫红色。GMS 则可将囊壁染成蓝黑色，囊内出现核状物及括弧样特征性结构，背景不着色，对比度佳，菌体易于观察。通过透射电子显微镜，可清楚看到银颗粒沉积于囊壁富含葡聚糖的电子透明中间层内，相反聚集于滋养体电子致密的单层细胞壁内的银颗粒则很少。

TBO 和 GMS 染色，即使是低倍镜条件下，也有利于临床标本和实验性标本肺孢子菌快速检测。然而，这些染料也可使酵母菌和其他真菌的细胞壁着色。因此，鉴定肺孢子菌的最好方法是对同一份标本涂片后分别采用 TBO（或 GMS）与甲酚紫染色。实际上，甲酚紫染色（或其他类似吉姆萨染色的全染法）一方面可将肺孢子菌与其他微生物区分开，另一方面可鉴定肺孢子菌的不同生活周期阶段。

1.3.2 透射电子显微镜下形态结构

自 20 世纪 70 年代以来，许多学者采用透射电子显微镜对肺孢子菌进行观察。处于肺孢子菌生活周期的无性繁殖阶段的滋养体和早期包囊的细胞壁较薄，只含有一层电子致密层。滋养体形态多不规则，直径 4~8μm，内含 1 个较大的细胞核，核膜较厚，核孔数量多且明显，核内为大量电子密度较高的颗粒，细胞质内有 1 个线粒体和较多的粗面内质网。滋养体表膜伸出指状或丝状伪足，与肺泡上皮细胞紧密粘连，鼠源性肺孢子菌伪足丰富并且细长，呈树状分支；直径为 1~2μm 的最小滋养体呈圆形或椭圆形。肺孢子菌包囊呈圆形或椭圆形，直径 4~7μm，胞壁较厚，分为 3 层，内外层电子密度高，中层厚，电子密度低。包囊表面粗糙，乏伪足。包囊内含 2~8 个囊内小体，成熟包囊内含 8 个囊内小体，散在排列，有的沿囊壁排成一圈。囊内小体直径 1~2μm，每个小体含 1 个线粒体和 1 个核仁，囊内小体表膜厚，其上附着电子密度高的粗大颗粒。刚逸出的囊内小体表膜也见类似结构。囊内小体都逸出的包囊呈椭圆形，内含月牙形的致密条带。

1.3.3 生活史

目前对肺孢子菌生活史的了解仅局限于寄生于感染宿主的肺部阶段。肺孢子菌生活史目前尚不明确的包括：①感染性病原体怎样从空气中进入呼吸道；②从上呼吸道移行至下呼吸道的途径；③病原体从肺部排出体外的机制。有关肺孢子菌生活史的假设均基于透射电子显微镜形态学观察和三维重建技术以及分子生物学资料。研究人员勾勒出不同肺孢子菌在宿主体内的无性和有性繁殖生活史假设。由于缺乏有效的体外培养方法，难以对肺孢子菌不同发育阶段进行细致鉴别，目前尚不能对肺孢子菌生活史的假设进行有效验证。一般认为滋养体、包囊和成熟包囊是与肺孢子菌生活史相关的三种基本形态。根据透射电子显微镜资料，肺孢子菌生活史包括薄壁单核假定生长体或滋养体，滋养体转变成厚壁包囊期（包囊或孢子），在包囊内经过多次核分裂形成 8 个孢子。这些孢子可通过成熟包囊厚壁上的预先形成的小孔逸出，特异性地黏附于 I 型肺泡上皮细胞，然后发育成包囊期。多数研究人员认为滋养体可通过二分裂方式繁殖。

从滋养体向成熟包囊转化过程可能需要经历三个连续的孢子母细胞形态：①早期孢子母细胞：球形、体积较大，单核，具有类似滋养体的低电子密度细胞壁。该期细胞核内可观察到联会复合体，提示存在有丝分裂，即为有性周期。②中期孢子母细胞：

多核（2～8个），具有类似孢囊期的较厚的双层细胞壁，即在电子致密层中存在电子透明层。③后期孢子母细胞：内含 8 个细胞核，厚壁，含有尚未完全分开的可辨认的孢子。

后期孢子母细胞的细胞膜的内陷包裹于细胞核则形成孢子。每一个单核孢子具有单一的密集线粒体，一个发育良好的粗面或滑面内质网和一个单层电子致密的细胞壁，细胞壁外衬有外表细胞膜。

直至目前，肺孢子菌的不同生活阶段仍然沿用原虫学术语进行命名。目前，考虑到肺孢子菌与子囊菌的密切种系关系，建议采用适用于真菌发育阶段的术语对肺孢子菌发育阶段重新命名。用这种方法，包囊应命名为子囊。因此，由于多数成熟子囊含有 8 个子孢子，该术语可用于命名肺孢子菌包囊中的 8 个孢子。

1.3.4 细胞分裂

有关肺孢子菌的核分裂显微照片十分匮乏。有关典型的微管纺锤体资料目前仅限于肺孢子菌早期孢子母细胞或其他孢子母细胞形态。尽管透射电镜显微照片显示滋养体存在二分裂繁殖方式，但难以对可获得的已出版的影像资料进行解释。主要问题来源于下列事实：高度不规则，多态性的滋养体形态难以区分初级孢子母细胞和滋养体形态，难以鉴别二分裂和孢子间的结合状态。滋养体的不规则形态阻碍了研究者在观察滋养体超薄切片时对胞浆甚或胞核缢痕的判断，而出现缢痕是二分裂的重要标识。此外，难以判断所观察到的细胞是一个圆形滋养体而非初级孢母细胞（其内细胞核分裂发育成成熟包囊而不通过二分裂繁殖）。

从另一种角度来看，缺乏滋养体分裂的有力证据主要原因为：发生频率低、分裂速度快或实际上不存在滋养体二分裂繁殖形式。滋养体繁殖低频率假设与通常情况下滋养体在感染宿主肺部占肺孢子菌总数 95% 以上的事实相矛盾。此外，目前的光学和电子显微镜观察结果显示肺孢子菌的繁殖不是同步的，也就是说在特定时期，不同的肺孢子菌形态共存于肺泡或组合中。因此，如果存在二分裂形式，应该不难被观察到。

如果滋养体不分裂，在易感宿主肺部观察到的高数量级的肺孢子菌应该全部由包囊发育而来。为了对这一重要问题进行进一步探索，有研究人员对经体外饲养细胞和鼠源性肺孢子菌无菌短期培养物内的不同发育阶段的肺孢子菌的组成进行研究。对每一发育阶段的动力学进行研究以确定生长是由滋养体还是包囊繁殖而致，抑或两者兼而有之。在饲养细胞或无菌培养物内，可观察到含有子孢子的包囊或空包囊数量增加，表明包囊是肺孢子菌生长形式。实际上，空包囊数量的增长显示滋养体形态由含有子孢子的包囊发育而成。同理，含有子孢子的包囊数量增加则显示滋养体可发育成含有子孢子的包囊。因此可以断定在上述 2 个培养体系中，滋养体由包囊发育而成。采用肺孢子菌-A549 肺泡上皮细胞培养体系，Cushion 等发现体外培养时可出现脱包囊现象，但他们在对不同发育阶段肺孢子菌分别计数的基础上，认为肺孢子菌生长主要通过滋养体二分裂形式实现。

滋养体能否通过滋养体分裂而产生一直存在疑问，假定滋养体不分裂，所有的滋养体均由包囊发育而成。实际上，每一次含子孢子包囊及成熟包囊变成空包囊时，释放出 8 个滋养体。在这种情况下，空包囊/滋养体生长动力学曲线应该为一条斜率为 8 的直线。在鼠源性 L2 类肺上皮细胞培养体系（ATCC CCL149），曲线斜率为 8.08，提示一个滋养体发育成包囊后可产生 8 个滋养体。在无菌条件下，曲线斜率为 10.2，表明滋养体主要由包囊发育而成，但某种形式的滋养体分裂也是肺孢子菌生长形式。肺孢子菌感染对棘球白素（β-1,3 葡聚糖合成酶抑制物）或粪壳菌素（真菌蛋白合成系统抑制物）的治疗反应进一步支持了有关肺孢子菌生长主要或完全由于包囊发育而非滋养体二分裂所致的假设。实际上，给予治疗剂量的棘球白素（L-671，329）可选择性地消除感染大鼠肺部肺孢子菌包囊。而低水平的、预防剂量的该种药物，则可阻止滋养体形成。鉴于药物并不能直接对包囊或滋养体产生影响，研究人员认为包囊形态对滋养体的形成必不可少。同样，部分具有高度抗肺孢子菌活性的粪壳菌素衍生物，在实验性大鼠 PCP 模型中表现出对包囊的选择性敏感。实际上，有关肺孢子菌不同发育阶段对其生长的作用需要进一步研究，因为其不仅涉及肺孢子菌的基本生物学特性重要问题，也是了解抗肺孢子菌药物作用机制的重要问题。

1.4　表面抗原

由于肺孢子菌对营养条件要求很高，仅能在宿主肺部环境中大量生长，因此研究者虽然可以从肺孢子菌直接获得表面抗原，但受限于病原体的数量和质量。至今尚无有效的培养系统。然而，随着生物化学的进展，研究者可以分离出编码肺孢子菌表面抗原蛋白的基因，克隆该基因获得首个肺孢子菌主要表面抗原的蛋白序列。随之发现，此基因正是能生成表面抗原变异基因家族的一员。肺孢子菌是首个被发现具有这种基因家族的真菌。此基因家族编码的表面抗原拥有不同的命名，但最常用的名称是主要表面糖蛋白（major surface glycoprotein，MSG）或是糖蛋白 A（glycoprotein A，gpA），简称为 MSG。MSG 是研究最多的肺孢子菌抗原，研究者已通过来自大鼠的卡氏肺孢子菌详细研究了 MSG 基因家族的结构和功能。

1.4.1　表面抗原的识别

通过化学修饰研究首次识别出黏附在肺孢子菌表面可以被宿主免疫系统识别的分子。同时，通过变性聚丙烯酰胺凝胶电泳得到表面蛋白的条带，用蛋白酶、去糖基化酶、凝集素处理后得到条带中所含物质的特征。随后的工作中使用了抗体同时结合物理分析及显微镜检查法来研究表面蛋白的特征。

形态学上肺孢子菌具有两种重要的形式，大多数感染时两者并存。其一为滋养体，与酵母细胞相似，但细胞壁较软、易碎；另一种为包囊，与真菌孢子相似，其细胞壁厚而坚硬，内有 8 个孢子。人们对这两种形态知之甚少，但应用大鼠血清超免疫印迹发现 *P. carinii* 的两种形态间存在差异。

绝大多数肺孢子菌抗原蛋白为 115 ~ 120kDa，也有研究认为 PJ 主要抗原较小时为 95kDa，较大抗原为 140kDa，有些 40 ~ 55kDa 的蛋白具有较强的免疫活性。还有一些其他大小的表面抗原，如 170kDa、125kDa、110kDa、100kDa、92kDa、66kDa、64kDa、60kDa、35kDa、32kDa、30kDa、24kDa、22kDa。不同种类肺孢子菌之间的差异以及实验室之间的差异都可能造成所观察的抗原种类增多，而使得上述诸多抗原的数量超出其真正所有。

研究表明感染不同宿主的肺孢子菌免疫活性蛋白序列大小存在差异。此外，识别 *P. carinii* 的单克隆抗体不一定能识别其他种类肺孢子菌的蛋白。一开始很难辨别这种差异，是由于这些研究都是基于分离自感染肺部的病原体，而忽略了宿主特异性因素可能引起的肺孢子菌蛋白的差异。但是这些因素也并非必要，因为不同宿主携带着不同的肺孢子菌。值得注意的是同一宿主可能同时感染多种肺孢子菌，如大鼠可同时感染 *P. carinii* 和 *P. wakefieldiae*，而 *P. carinii* 和 *P. wakefieldiae* 展现出不同的免疫印迹反应。

1.4.2　表面抗原的编码基因

对表面抗原的研究已发展至分子水平，应用基因克隆得到这些蛋白的途径有两种：①表达克隆，应用抗体筛选一组设计用于表达肺孢子菌抗原决定簇的细菌；②偶然发现，通过其他方法发现能编码抗原蛋白的基因。至今已发现 4 种抗原编码基因。

（1）p55　含有 414 个氨基酸及由 10 拷贝富含谷氨酸残基的 7 氨基酸序列。由克隆的 cDNA 得到的蛋白可被 PCP 感染的大鼠血清及人类血清抗体所识别。p55 蛋白位于细胞表面，被细胞壁成分所掩饰，但能被 β-1,3-glucanase 所移除。能识别 *P. carinii* 抗原肽的抗体同时也能识别人源肺孢子菌 35 ~ 35kDa 大小的蛋白。

（2）MSG　现已能进行 MSG 基因克隆的表达。研究发现，*P. carinii* 的主要表面抗原大部分是 115 ~ 120kDa 大小的糖蛋白。应用识别这些抗原的抗体，从表达 *P. carinii* 抗原决定簇的文库中筛选出多种 cDNA。首个重要的 cDNA 由白鼬源肺孢子菌得来。其他实验也鉴别出多种 *P. carinii* 编码相关蛋白的 cDNA。MSG 与 cDNA 编码的蛋白之间的关系，通过测定 *P. carinii* MSG 的多肽序列与一种或多种 cDNA 编码的序列相匹配而印证。

分析 cDNA 发现，一只大鼠肺部感染的 *P. carinii* 表达的 mRNA 能编码出多种不同的 MSG 亚型。这些 cDNA 来自不同的 MSG 基因。对 MSG 基因家族的广泛研究发现其能产生表面多样性。

寄生于哺乳动物的其他微生物，其基因家族能产生抗原变异。据推论，大鼠肺部肺孢子菌群中的 MSG 能发生抗原变异。

（3）PRT1　进行 MSG 基因及相邻基因测序时发现了第三组表面抗原，*P. carinii* 的 PRT1（也称 KEX）多基因家族编码枯草杆菌蛋白酶样丝氨酸蛋白酶（subtilisin-like serine protease）。只有少许真菌具备编码这种类型蛋白酶的基因，称作 kexins，其功能是对前蛋白进行加工处理。*P. carinii* 的不同 Prt1 基因可具有相同的序列，如活性位点的组成，而其他位置不同。这种多样性说明 PRT1 前蛋白可能位于 *P. carinii* 表面。此外，Prt1 基因家族的拷贝数与 *P. carinii* 编码 MSG 不同亚型的基因紧密相关。

MSG 基因家族的特征：①基因组包含约 100 个 MSG 基因，编码不同的蛋白；②因 UCS 基因座的唯一性，同一细胞内仅有一种 MSG 基因与 UCS 黏附；③许多 MSG 基因家族成员可以与同一或其他肺孢子菌的 UCS 连锁，因此 MSG 基因必须能移动到 UCS 并在该位点形成高度的异质性；④黏附 UCS 的 MSG 转录生成 mRNA，始于 UCS，末端为编码 MSG 亚型的 ORF；⑤mRNA 的 UCS 序列翻译生成 UCS-MSG 前体蛋白；⑥昆虫细胞内，蛋白的 UCS 部分需要进入 ER 和高尔基体后最终运送至细胞表面；⑦具有特异的 MSG 相关抗原决定簇的大部分细胞与具有 DNA 编码 UCS 基因座上抗原决定簇的大部分细胞相似。

（4）MSR　MSR 是一组间接发现的表面抗原蛋白，与 MSG 相关。MSR 基因也称 Ⅱ 型 MSG、变异 MSG。但是，MSG 基因因其与上游保守序列（UCS）相关而定义，只有当 MSG 基因的开放读码框（ORF）与 UCS 结合后才表达，因此 MSR 由于不能与 UCS 结合而不应该称作 MSG。基因组中 MSR 基因的数量尚不确定，但已知其至少位于 13 条染色体上。如同 PRT1 基因，MSR 基因位于 MSG 基因旁，含有内含子，而 MSG 基因无内含子。在已知的众多表面抗原中，MSG 因其潜在的变异性而最值得关注。

P. carinii 基因组携带多个拷贝 ORF（MSG 基因），编码大量位于病原体表面的不同种类的蛋白（MSG）。假设，ORF 家族有能力改变表面蛋白，则能在不同的微生物表达不同的家族成员，通过关闭一个 ORF 的表达同时打开另一个 ORF 的表达能够改变表面抗原。有些证据支持该假说：①已识别与 MSG 基因有关的基因座；②不同的 MSG 基因与此表达位点的联系；③表面抗原表位的表达与表达位点的基因编码间的关系。关于变异的直接证据少见，有待于进一步的研究。

1.5　传染性

有充分证据表明肺孢子菌的播散效力非常高，只需少量的病原体即可引起感染。

其传染性受感染数量、环境及宿主等多方面因素影响。

1.5.1 传染性

Cushion 等研究表明从上途径获得的免疫功能健全的大鼠隔离 4 周后，接受标准的 8 ~ 12 周免疫抑制处理仍可产生暴发性感染。对该组中未进行免疫抑制处理大鼠的整个肺匀浆组化染色显微镜观察未能发现肺孢子菌，提示其肺部肺孢子菌数量低于检测限，即 10^4。另一限定性试验表明，仅需暴露于肺孢子菌感染小鼠 1 天，即可将感染传染至不带菌的 SCID 小鼠。采用 PCR 方法可从 PCP 患者病房空气中和无传染源的果园空气标本中检测到低水平肺孢子菌 DNA，所有实验均未从染色标本中证实肺孢子菌存在，亦表明环境中存在的肺孢子菌数量十分少。

尽管 PCP 气管内接种模式已经被采用了几年，但尚未见到有关不同接种水平对感染效果影响的报道。Cushion 等进行 4 个实验以评估低数量肺孢子菌感染能力，这些实验的目的在于帮助感染传播，调查主要表面糖蛋白基因表达动力学，并且提供更加真实模拟我们所认为的自然模型的感染模型，自然感染多由低数量的肺孢子菌引发。

接种含有 10、1 万和 1000 万个胞核的卡氏肺孢子菌混悬液于免疫抑制大鼠，在 8 ~ 12 周免疫抑制处理后接种动物出现重度感染，平均含菌量分别为 2×10^8、3×10^8、1×10^9。卡氏肺孢子菌的平均数量与接种菌量关联性不明显，表明仅接种 10 个病原体引发的感染可达到与接种 1000 万个者相等的菌荷量。繁殖菌群表达位点 MSG 基因结构复杂性随着接种菌量减少而降低。大鼠接种 10 个胞核的肺孢子菌后繁殖而成的卡氏肺孢子菌菌群中，90% 菌体在表达位点仅存在 1 个 MSG 基因序列。相反，在这次实验所用的接种物在该基因位点上至少含有 27 种不同 MSG 基因，显示产生了严重的丢失现象。在同一饲养笼的大鼠间出现相同的单一的 MSG 谱则提示某一大鼠可能传染了同笼中的其他大鼠。10 个胞核或 1 个理论上的包囊（含 8 个胞核）即可引发感染的能力显示卡氏肺孢子菌具有很高的传染效率，故属于高度传染性微生物。

1.5.2 环境抵抗能力

对多数病原体来说在环境中的存活能力是传播疾病的一个重要影响因素。环境抵抗能力包括耐热、耐干燥和紫外线以及化学试剂抵抗力，与其他微生物竞争能力和在环境中或传播媒介中的繁殖能力等。

已经有少量实验对肺孢子菌在环境中存活能力进行了评估。Ito 等报道通过评估感染肺孢子菌的严重联合免疫（severe combined immunodeficiency disease，SCID）小鼠的能力，发现来源于小鼠的肺孢子菌在哺乳动物肺外环境中不能长时间存活并且可被绝大多数化学消毒剂杀灭。肺孢子菌对高温和干燥十分敏感。仅经历冻融或 -80℃ 保存的肺孢子菌仍具有感染能力。相反，Kaneshiro 和 Maiorano 发现从饲养感染大鼠实验室饲养笼过滤器和通风机 HEPA 过滤器获得的可能包含肺孢子菌的收集物在室温、干燥条件下保存 5 个月后仍具有感染免疫功能受损大鼠的能力。上述实验均存在设计缺陷，Ito 等采用的直接来源于肺部的肺孢子菌可能并不是感染体，Kaneshiro 和 Maiorano 从过滤器收集的物质可能并不含有肺孢子菌。此外，上述两个实验均把能否感染免疫功能受损动物作为测试肺孢子菌活性的依据，而商业来源的大鼠可能存在肺孢子菌潜在感染，增加了肺孢子菌活力评估实验结果解释的不确定性。

1.5.3 环境因素对传播的影响

经空气传播途径是肺孢子菌的播散方式之一，故外部因素如相对湿度、温度则被认为可对 PCP 的流行产生影响。令人惊讶的是，到目前为止很少有实验立足于调查季节和气候对 PCP 的影响。那些进行回顾性分析的研究则得出相互矛盾的和有趣的结果。1974 年，Walzer 等对 194 例确诊 PCP 患者进行分析未发现季节性的影响。1992 年，Miller 等调查了下雨和温度与 HIV 阳性患者 PCP 的关联性，结果显示相对湿度和温度可对肺孢子菌感染产生影响，但他们所提供的支持这一结论的资料非常有限。1996 年，Hoover 等的研究结果表明低环境温度可促进肺孢子菌的播散，从美国和欧洲北部每年的前 6 个月 PCP 发病率高的情况推断其可能原因是寒冷环境中人-人传播增加或为传染体提供了更适宜的环境。低温可增加上呼吸道感染的发病率，后者可能增加宿主对 PCP 的易感性。

Cushion 等在大鼠研究中发现在一年中的某些时间段 *P. wakefieldiae* 和卡氏肺孢子菌混合感染率相对高于卡氏肺孢子菌单独感染。基于已有实验推断人类 PCP 发病存在季节因素，作者设计了一个为其 2 年前瞻性实验以明确环境因素对这两种鼠源型肺孢子菌引发的感染的影响。结果显示相对湿度增加可提高大鼠卡氏肺孢子菌单独性感染风险，然而与大鼠卡氏肺孢子菌单独性感染有关的温度范围很窄，即 20~20.6℃。

1.5.4 宿主因素对传播的影响

感染传播的形成与否以及感染的严重程度不仅有赖于病原体的内在因素，并且与宿主的特性有关。宿主和病原体间的相互作用可能结果包括定植、亚临床感染和显性感染。影响疾病进程的宿主因素包括年龄、免疫状态、伴随疾病和侵入性检查等。宿主因素存在与否和严重程度与病原体的内在毒力一起改变了宿主和病原体间的平衡，并对定植区域、隐性和显性感染产生影响。在 PCP 病例中，当宿主免疫功能受到抑制时平衡便会偏向显性感染，随着免疫功能的降低，感染的严重性随之增加。

宿主的免疫抑制状态是 PCP 发展的促进因素已成共识。目前尚未明确的是已获感染的免疫功能抑制宿主在感染传播中的作用，以及非免疫抑制宿主体内肺孢子菌处于定植和隐性感染状态时的增殖动力学。已有充分的证据表明免疫健全宿主和新生儿可携带肺孢子菌，对这些早期感染进程的了解对控制和预防肺孢子菌感染至关重要。

参 考 文 献

[1] Gao R T, Wang P, Li H. *Pneumocystis carinii* pneumonia as a complication of immunosuppressive thera-py in patients with glomerulonephritis[J]. Basic & Clinical Medicine, 2005, 25: 855 - 858.

[2] Wang H, Huang Y, Zhang S W, et al. Pneumonia secondary to immunosuppressant regimens in renal transplant patients: A retrospective analysis of 51 cases[J]. Adverse Drug Reactions Journal, 2007, 9 (4): 247 - 250.

[3] Wang X L, Li X, An C L. *Pneumocystis* pneumonia (PCP) in Mainland China: A retrospective study of case reports[J]. International Journal of Medical Parasitic Diseases, 2007, 34(4): 173 - 176.

[4] Edman J C, Kovacs J A, Masur H, et al. Ribosomal RNA sequence shows *Pneumocystis carinii* to be a member of the fungi[J]. Nature, 1988, 334: 519 - 522.

[5] Stringer S L, Stringer J R, Blase M A, et al. *Pneumocystis carinii*: Sequence from ribosomal RNA im-plies a close relationship relation with fungi[J]. Experimental Parasitology, 1989, 68(4): 450 - 461.

[6] Demanche C, Berthelemy M, Petit T, et al. Phylogeny of *Pneumocystis carinii* from 18 primate species confirms host specifity and suggests coevoution[J]. Journal of Clinical Microbiology, 2001, 39(6): 2126 - 2133.

[7] Bartlett M S, Cushion M T, Fishman J A, et al. Revised nomenclature for Pneumocystis carinii[J]. The Journal of Eukaryotic Microbiology, 1994, 41: 121s - 122s.

[8] Peter S E, English K, Laakkonen J, et al. DNA analysis of *Pneumocystis carinii* infecting finnish and English shrews[J]. The Journal of Eukaryotic Microbiology, 1994, 41(5): 108s.

[9] Morris A. Is there anything new in *Pneumocystis jiroveci* pneumonia? Changes in *P. jirovecii* pneumonia over the course of the AIDS epidemic[J]. Clinical Infectious Diseases, 2008, 46(4): 634 - 636.

[10] Vanek J, Jirovec O. Parasitic pneumonia. Interstitial plasma cellpneumonia of premature, caused by *Pneumocystis carinii*[J]. Zentralbl Bakteriol Parasitenkd Infektionskr Hyg, 1952, 158: 120 - 127.

[11] Hibbett D S, Binder M, Bischoff J F, et al. A higher-level phylogenetic classification of the fungi [J]. Mycological Research, 2007, 111(5): 509 - 547.

[12] 王磊. 肺孢子菌的分类及治疗进展[J]. 中国热带医学, 2009(8): 1616 - 1618.

第2章 病 理 学

2.1 致病机制

2.1.1 概述

尽管目前人们对 PCP 的认识已经取得了很大进步，但有关 PCP 确切的致病机制还不十分清楚。最初由于缺少对肺孢子菌可靠的培养系统，阻碍了人们鉴别直接参与肺损伤的肺孢子菌特异性基因产物。目前正在进行的肺孢子菌基因组工程有助于人们更有效、更深入地认识导致肺损伤的肺孢子菌基因产物。此外，人们已经在一些较好的模拟人类 PCP 动物模型身上观察到 PCP 的病理过程，这些模型被成功应用于各种关于肺孢子菌与宿主间相互作用的研究中，为肺孢子菌造成的肺损伤和呼吸功能损害提供了有价值的信息，有助于解释 PCP 患者的临床特点，从而指导治疗。

最初通过检测人类尸检标本，人们推测 PCP 相关的呼吸功能障碍是由于肺孢子菌产生的气泡填塞肺泡，从而打乱了气体交换过程。之后的研究表明，在肺孢子菌数量还比较少时就已经出现了特殊改变，进而说明 PCP 的病理生理学比单纯气泡引起的机械性阻塞要复杂得多。接着通过研究皮质类固醇处理的大鼠发现，肺孢子菌与 I 型肺泡上皮细胞有着特殊的联系，在无明显炎症改变时可以使这些细胞分解。从本质上说，人源性 PCP 患者临床表现以炎症反应为主，之后的动物实验也证实，在某种临床背景下，肺部炎症在疾病发展过程中表现显著。因此，除了肺孢子菌造成的直接损伤外，肺孢子菌引发的肺炎症反应损伤在 PCP 的病理生理过程中也起着重要作用。肺孢子菌对肺组织完整性的影响及炎症反应在 PCP 中的病理生理学作用仍在进一步研究中。

由于所有 PCP 患者均处于免疫抑制状态，故 PCP 的发病可能与肺孢子菌影响免疫介导的炎症反应有关。免疫力较强的患者可以更好地控制体内肺孢子菌的数量，但同时会表现为更强的炎症反应。反之，免疫抑制者的炎症反应相对较轻，但同时也更容易受到虫体直接损伤。因此，PCP 肺损伤是生物直接作用和宿主对生物反应联合作用的结果，宿主的免疫状态是肺感染和损伤最终结局中一个很重要的决定性因素。

2.1.2　肺孢子菌对肺损伤的直接作用

对 PCP 动物模型的研究已经证实肺孢子菌与肺泡上皮细胞相互作用导致其分解、基底膜脱落以及毛细血管渗漏，尽管其确切机制尚不清楚，但已有研究表明肺孢子菌可以直接改变肺泡细胞。在人类患者感染肺孢子菌的早期阶段，肺泡的通透性增加，肺的结构缺失。这些病理学改变均发生在无显著间质渗出的情况下，因此有学者提出，与炎症无关的肺孢子菌介导的直接肺损伤作用机制是存在的。

2.1.2.1　肺孢子菌对肺泡上皮细胞的直接作用

电镜下观察人和实验动物感染肺孢子菌的肺组织，发现肺孢子菌是直接吸附在Ⅰ型肺泡上皮细胞上的。尽管没有证据证明宿主与肺孢子菌细胞膜相互融合，但已经观察到肺孢子菌向Ⅰ型肺泡上皮细胞伸出指状或丝状的伪足。镜下观察经皮质醇处理的 PCP 大鼠和雪貂的肺组织超微结构，发现在肺孢子菌感染过程中首先出现的显著变化是肺孢子菌营养结构与Ⅰ型肺泡上皮细胞结合，接着肺泡毛细血管屏障通透性增加，Ⅰ型肺泡上皮细胞发生变性和局灶性坏死，基底膜脱落，这些早期变化均发生在炎症反应还未发生时。

此外，一些体外研究也描述了肺孢子菌与肺泡上皮细胞的连接有直接连接和配体介导的连接两种方式。纤维连接蛋白（fibronectin，Fn）、玻璃粘连蛋白（vitronectin，Vn）和层粘连蛋白（laminin）被认为是连接肺孢子菌与上皮细胞的桥接分子。Pavia-Ruz 等用原位黏附测定的方法显示纯化的肺孢子菌与甲醛固定的大鼠肺切片中Ⅰ型肺泡上皮细胞间存在这种特殊连接。在体外炎症因子刺激下肺泡上皮细胞也可以合成分泌纤维蛋白原，Simpson-Haidaris 等用免疫电子显微技术显示在肺孢子菌细胞膜和肺泡上皮细胞连接处有纤维蛋白原存在，其可能与 Fn、Vn 等以相同的方式参与肺泡内肺孢子菌聚集及肺孢子菌与肺上皮细胞的黏附。肺孢子菌通过黏附进而激活经皮质醇处理的大鼠Ⅰ型肺泡上皮细胞中质膜囊泡系统。这个重要的生理学通路的激活可能是肺孢子菌获取营养的机制，它也可能引起Ⅰ型肺泡上皮细胞其他重要的病理改变。Sukura 等已经证实质膜囊泡系统的激活可能对 PCP 时肺泡渗漏有一定作用。肺孢子菌和Ⅰ型肺泡上皮细胞的连接对肺孢子菌介导的直接肺损伤以及后续的免疫和炎症启动的损伤机制均有重要影响。

虽然没有结合Ⅰ型肺泡上皮细胞那么普遍，肺孢子菌对大鼠Ⅱ型肺泡上皮细胞的黏附已有报道。肺孢子菌优先结合Ⅰ型细胞是否与细胞在肺泡上分布比例不同有关，以及这种趋向性是否是肺孢子菌的固有生物学特性尚属未知。肺孢子菌与Ⅱ型肺泡上皮细胞也有着直接和间接的联系。Pesanti 报道高浓度的肺孢子菌与Ⅱ型肺泡上皮细胞的单细胞层接触后可以导致其分解。Limper 和 Martin 进一步观察后认为，纯化的大鼠肺孢子菌可以黏附在人肺腺癌 A549 细胞系上并且抑制其生长。A549 细胞是从肺腺癌衍生的并能连续培养的细胞系,具有肺泡Ⅱ型上皮细胞的形态和生化特征。Limper 等用水貂肺上皮细胞系来验证肺孢子菌通过抑制环化酶依赖的激酶活性从而介导对上皮细胞增殖的作用。因此,肺孢子菌通过阻碍Ⅱ型肺泡上皮细胞的增殖和移行从而影响受损基底层的修复,可能构成了 PCP 的病理生理学过程。

以上研究均证明了肺孢子菌能对Ⅰ型细胞发挥直接作用,肺孢子菌通过黏附Ⅰ型肺泡细胞直接损伤肺泡上皮细胞或者至少促进其损伤,而对Ⅱ型肺泡细胞的作用可能是通过阻止这些细胞增殖和移行影响初期损伤的修复进而加重肺损伤。但 Beck 的研究提出肺孢子菌没有直接破坏大鼠肺泡上皮细胞的屏障功能,而是通过其他炎症信号的调节诱发了肺泡上皮细胞的改变。

除了通过直接作用的方式介导肺泡上皮细胞改变外,肺孢子菌也可以不依赖黏附而发挥对上皮细胞的作用。

2.1.2.2 肺孢子菌来源的蛋白水解酶和糖酵解酶

肺孢子菌产生的蛋白水解酶和糖酵解酶是肺孢子菌的毒力因子之一,它可能是肺孢子菌获取营养成分或者逃脱宿主防御的主要机制。已经检测到 PCP 肺组织中蛋白酶活性是增强的,其增强的活性在一定程度上可以使肺细胞外基质成分分解,但也有证据表明这些蛋白酶很大一部分是来源于肺孢子菌。

肺孢子菌同时具有蛋白酶和弹性蛋白酶活性,这些酶对肺孢子菌的增殖至关重要,蛋白酶抑制剂和抑蛋白酶全肽在体外均表现为抗肺孢子菌的特性。Choi 等发现大鼠肺孢子菌中存在分子质量 68kDa 的半胱氨酸蛋白酶,能够消化胶原和纤维素成分。Hayes 等用酶谱法检测到感染大鼠肺中半胱氨酸蛋白酶的活性,纯化的肺孢子菌溶菌产物也具有这种活性,经抗菌治疗后,随着肺孢子菌从肺内清除,该活性消失。Sukura 等研究发现除了宿主基质金属蛋白酶(MMP)和丝氨酸蛋白酶的活性增高外,一种可能是肺孢子菌源性的新的胶原蛋白酶也存在于感染的大鼠肺中。Breite 等还发现肺孢子菌中糜蛋白酶能起到调节肺泡 – 毛细血管屏障的作用。这些研究均表明肺孢子菌具有能分解肺间质成分的特殊蛋白酶,但这些蛋白酶在导致 PCP 相关肺损伤中的作用还不明确。

最近,已经从大鼠源性肺孢子菌中克隆出编码糖酵解中烯醇化酶的基因。肺孢子菌烯醇化酶与其他真菌的烯醇化酶表现出明显的同源性,不同的是重组的肺孢子菌烯醇化酶还表现出纤溶酶原活性,从而可以调节肺组织中纤维蛋白溶解反应,由此提供了另外一个 PCP 肺损伤的机制。此外,对加剧肺损伤有潜在作用的肺孢子菌基因产物种类有望增多,更多的肺孢子菌基因组可能被阐明。

2.1.2.3 肺孢子菌介导的肺表面活性物质破坏

肺孢子菌对肺表面活性物质的作用已经被广泛研究,尽管目前对其具体作用尚不明确,但已有资料表明肺孢子菌在无炎症反应发生的情况下可以直接改变肺表面活性物质。对早期感染肺孢子菌的艾滋病患者和动物模型的研究也表明炎症反应并未对表面活性物质产生影响。在感染肺孢子菌的艾滋病患者出现明显的临床症状前，对其支气管灌洗标本（BALF）进行检测，发现磷脂酰甘油是缺乏的，在经皮质醇处理的中度感染的大鼠中也出现同样的结果。已经发现感染肺孢子菌的严重联合免疫缺陷小鼠的表面活性物质是缺乏的，这些小鼠对肺孢子菌的免疫和炎症反应能力严重受损。在人类和动物 PCP 模型上均发现肺孢子菌可以引起肺表面活性物质中蛋白质和磷脂构成成分的变化。收集感染肺孢子菌的大小鼠 BALF，直接测定灌洗液中肺泡单体细胞表面活性物质活性，发现这些组分的改变与肺表面活性物质的活性降低相关。瞿介明等研究发现肺孢子菌刺激下 BALF 中肺表面活性蛋白 A、肺表面活性蛋白 D（SP-A、SP-D）浓度降低，而这种改变与应用皮质醇无关。体外研究证明肺孢子菌及肺孢子菌源性蛋白可以抑制肺泡上皮细胞表面成分中蛋白和磷脂分泌。此外，肺孢子菌结合的表面活性物质组分还可以从活性成分中分离出来。临床和实验研究均证明实行表面活性物质替代疗法，对改善 PCP 肺泡表面活性物质缺乏有一定的功效，肺表面活性物质稳态的改变在 PCP 呼吸道损伤中起重要作用。综上所述，肺孢子菌通过抑制Ⅱ型肺泡上皮细胞表面活性物质成分分泌，或者通过与表面活性物质中特殊成分结合及分离（非活性形式）的方式，直接发挥对肺表面活性物质的作用。

在小鼠、大鼠和人源性肺孢子菌中均已发现真菌 kexin 样分子，真菌 kexin 与高尔基体对蛋白前体的加工作用有关，在宿主-寄生虫相互作用中起一定的活性作用。单拷贝基因编码小鼠和人源性肺孢子菌的 kexin 蛋白，而多基因编码大鼠源性肺孢子菌的 kexin 样蛋白家族。大小鼠源性肺孢子菌的 kexin 蛋白均位于肺孢子菌表面。kexin 通过改变和灭活宿主蛋白，从而促进肺孢子菌黏附、获取营养成分及逃脱免疫防御，最终也可以导致 PCP 相关的肺损伤。

2.1.3　免疫介导的肺炎症反应损伤

肺泡上皮细胞是重要促炎介质的来源，在肺孢子菌的刺激下，肺泡上皮细胞分泌包括白介素 6（IL-6）、白介素 8（IL-8）、单核细胞趋化蛋白（monocyte chemotactic protein-1，MCP-1）在内的促炎细胞因子，这些介质很有可能通过作用于肺泡的微环境从而间接损伤肺泡细胞。PCP 过程中产生的肺特异性炎症前介质可能是炎性肺损伤的机制。检测感染肺孢子菌的病人及实验动物的肺组织发现炎症前细胞因子包括 TNF-α 和 IL-8 水平是升高的。体外实验报道，肺孢子菌可以直接刺激肺泡巨噬细胞（alveolar macrophage，AM）。进一步研究表明，肺孢子菌对肺泡巨噬细胞或上皮细胞的直接刺激可以诱导细胞因子和趋化因子的产生。PCP 早期肺组织中多形核白细胞（PMN）聚集，与氧合作用降低有关，常常提示预后不良。肺组织中特异性炎症介质的产生可能提示宿主无法对抗肺孢子菌感染或修复肺损伤，是 PCP 恶化的表现。

不同临床背景的 PCP 患者临床表现不同，提示肺损伤不单纯是肺孢子菌负荷的结果，宿主因素也参与了该病的发病过程。临床观察发现当癌症患者逐渐减少抗炎和皮质类固醇激素治疗时，PCP 初期的表现出现。在骨髓移植受体，PCP 的临床发病过程直到移植物移入、免疫功能重建后才明显出现，尽管从移植开始甚至更早时期这些患者就属于 PCP 的高危人群。Smith 和 Bang 均指出 BALF 中 IL-8 浓度升高及中性粒细胞数量增加，而肺孢子菌数量不多，这种现象表明在炎症反应参与下，机体氧合力降低及机械通气风险增高，可能与 PCP 患者病死率增高有关。此外，血清Ⅲ型前胶原肽水平的升高也是影响艾滋病合并 PCP 患者预后的危险因素，并且与动脉氧合作用降低及机械通气和死亡的风险升高有关。对非艾滋病及合并艾滋病的中至重度 PCP 肺损伤患者进行辅助皮质类固醇治疗，可以改善患者症状。

在所有关于炎症导致肺损伤讨论中，有一点必须注意到，那就是获得性免疫（特异性免疫）和天然免疫（非特异性免疫）介导的炎症损伤过程有所不同。已经证实肺孢子菌特异性免疫反应在肺损伤中起直接作用，而天然免疫系统在介导损伤中的作用尚未得到证实。SCID 小鼠具有天然免疫功能但特异性免疫却严重缺失，从其身上研究天然免疫机制对炎症损伤的作用，结论还存在争议，虽然这些小鼠体内有大量肺孢子菌，但直到有大量肺孢子菌入侵临近死亡时才发生炎症反应。而最近有关 PCP 特异性免疫介导的肺损伤作用机制的研究已受到普遍关注，并且已证实罹患 PCP 的患者 CD4[+] T 和 CD8[+] T 细胞均是受损的。

PCP 免疫参与的程度和性质因患者群体不同而各有差异。例如，艾滋病患者合并 PCP 时通常呈亚急性、隐匿起病，但非艾滋病的 PCP 患者更多地表现为急性病程。与合并 PCP 的非艾滋病患者相比，艾滋病患者体内肺孢子菌数量更多，但肺组织的炎症反应较轻，住加强监护病房患者，机械通气的使用率、病死率均更低。相反，在联合抗逆转录病毒治疗后艾滋病患者 CD4[+] T 淋巴细胞快速修复，但在肺部感染包括感染肺孢子菌的情况下，肺功能发生快速失代偿，这个临床综合征被命名为免疫重建病。艾滋病患者免疫功能的改变影响其对抗肺孢子菌免疫介导炎症反应的能力，进而解释了 PCP 严重度随不同艾滋病患者而有差异。在艾滋病合并 PCP 患者中，宿主产生的血管基底膜抗体与肺泡基底膜能产生交叉反应，这可能是另外一个宿主反应导致 PCP 肺损伤的机制。

2.1.3.1 特异性细胞免疫

（1）CD4[+] T 淋巴细胞和免疫重建病 艾滋病患者最易发生 PCP，人类免疫缺陷病毒（human immunodeficiency virus，HIV）对 CD4[+] T 细胞各个亚型呈无选择进行性损伤（即平行性耗损），故 CD4[+] T 细胞首先被认为是抗肺孢子菌感染的主要免疫应答细胞。CD4[+] T 细胞对病原体并无直接杀伤作用，主要是通过其所分泌的细胞因子而起作用。

IL-10 是细胞毒 T 淋巴细胞（CTL）分化因子及 B 细胞活化因子，在天然免疫过程中起重要的负向调节作用，它抑制巨噬细胞分泌 TNF、IL-1、IL-6 和趋化因子以及巨噬细胞对 T 细胞的辅助作用。IL-10 基因敲除（knockout，KO）的小鼠易发生炎症性损伤，其原因之一可能在于巨噬细胞的激活失去了调控。Qureshi 等发现 IL-10 KO 的 PCP 小鼠 AM 由于肺局部 CD4$^+$和 CD8$^+$ T 细胞增加以及提前出现的嗜中性粒细胞，IL-12、IL-18、IFN-γ 提前被激活，清除肺孢子菌能力增强，同时肺组织炎症性损伤加重。Beck J M 等发现免疫抑制 PCP 小鼠肺中 IL-10 浓度增高，BALF 中乳酸脱氢酶和中性粒细胞减少，防御肺孢子菌能力不随局部 IL-10 浓度增加而改变，但肺组织炎症损伤减轻，均有力地说明了 IL-10 在肺孢子菌感染过程中防御肺孢子菌及调节肺组织炎症性损伤起关键性作用。

IFN-γ 由 CD4$^+$ T 淋巴细胞分泌，在免疫应答过程中作为第一及第二信使使巨噬细胞达到兴奋活化。Beck 等用 CD4$^+$抗体抑制 CD4$^+$ T 淋巴细胞功能而诱发鼠 PCP，并给予 IFN-γ 雾化吸入，可显著降低肺泡中肺孢子菌的密度。安春丽等在实验中发现缺乏 IFN-γ 鼠对肺孢子菌清除延迟，而输入外源性 IFN-γ 后肺孢子菌清除增强，均证明 IFN-γ 抗肺孢子菌感染的作用。Theus 等研究发现体外条件下肺孢子菌表面糖蛋白可以刺激脾淋巴细胞释放 IFN-γ（Th1）和 IL-4（Th2）。

TNF-α 在人体免疫防御中有重要作用，可协调其他细胞因子如 IL-1、IL-6 和 IL-8 的炎性调理作用，体内、外实验表明 TNF-α 可直接黏附于肺孢子菌表面，且浓缩的 TNF-α 可溶解肺孢子菌，这种溶解可被 TNF-α 单抗阻断，因而 TNF-α 对肺孢子菌亦有防御作用。Krishnan 等实验证实艾滋病患者肺内感染肺孢子菌数量与 BALF 中 TNF-α 值呈反比，TNF-α 值越低，肺孢子菌感染愈重。刘斌等发现感染肺孢子菌免疫抑制大鼠 BALF 中 TNF-α 分泌减少且明显低于免疫抑制后肺孢子菌阴性者，同样提示 TNF-α 在肺孢子菌感染中具有防御作用。机体处于免疫抑制状态下 TNF-α 分泌减少，可能为肺孢子菌的增殖和发病创造条件。CD2 和 CD28 是淋巴细胞活化的重要协同刺激分子（costimulatorymolecule，CM）。James 等发现缺乏 CD2 和 CD28 小鼠即使具有正常数量的 T 细胞仍然会导致 PCP，提示 T 细胞 CM 决定了机体感染肺孢子菌的最初易感性。

IL-12 的产生主要由巨噬细胞及树突状细胞产生，能够促进 Th 细胞活化为 Th1 细胞，从而分泌 IFN-γ。早期的临床研究表明艾滋病合并活动性 PCP 患者 AM 中 IL-12 水平是降低的；与其相反，一项最新的研究显示，IL-12 的产生是宿主对肺孢子菌感染的正常反应。

临床资料表明，免疫功能的修复可能加重 PCP 的症状。艾滋病和非艾滋病患者都有免疫重建病相关的 PCP 临床综合征，在有效联合抗逆转录病毒治疗或其他临床情况下，CD4$^+$ T 细胞修复时，尚未诊断的机会性感染包括 PCP 反而加重。肺损伤的程度在免疫修复时间和免疫修复程度上均表现为肺孢子菌负荷的结果。

Roths 和 Sidman 描述了感染肺孢子菌的 SCID 小鼠免疫重建后发生致命的 CD4$^+$ T 细胞依赖性超炎症反应。虽然免疫修复使易感的 SCID 小鼠对肺孢子菌产生应答，但是这种应答引起的 CD4$^+$ T 细胞附带损伤是严重的，皮质醇处理的大鼠 PCP 模型上亦出现了同样的结果。Theus 等向肺孢子菌感染的大鼠体内输注 CD4$^+$ T 淋巴细胞，也发生肺部超炎反应，与病死率较高有关。最近的研究报道，表达 CD25$^+$ 表型的 CD4$^+$ T 淋巴细胞是免疫重建 SCID 小鼠发生超炎反应的原因，CD25 阳性能抑制这个反应。

用免疫学的方法进一步研究证明特异性免疫介导的炎症反应可以导致 PCP 肺功能障碍，将感染肺孢子菌的 SCID 小鼠进行免疫重建，与未重建的 SCID 小鼠相比，其对肺孢子菌表现出更强烈的炎症反应，肺顺应性和动脉氧合作用降低，呼吸频率加快。此外，Wright 等测定离体肺灌洗液中细胞的表面张力是降低的，表明炎症反应严重破坏肺表面物质的功能。肺功能受损与肺组织细胞因子及趋化因子水平升高以及肺泡巨噬细胞、淋巴细胞、中性粒细胞聚集有关，未进行免疫重建的小鼠的炎症反应不太明显，肺功能和表面活性物质功能均正常。

（2）CD8$^+$ T 淋巴细胞介导的肺损伤　动物实验发现长期皮质醇处理的大鼠和雪貂及 SCID 小鼠免疫功能严重抑制，对肺孢子菌极其易感，在无免疫介导损伤的情况下体内就存在有大量肺孢子菌。在这些 PCP 动物模型中，肺损伤的程度取决于肺孢子菌的数量和 CD4$^+$ T 细胞修复的程度。当 CD4$^+$ T 细胞数量下降时，艾滋病患者对肺孢子菌易感，此时 CD8$^+$ T 细胞在肺中聚集，由此推测 CD8$^+$ T 细胞可能造成 PCP 肺损伤。Wright 和 Croix 分别利用长期 CD4$^+$ T 细胞缺失小鼠和免疫缺陷病毒感染的猕猴来研究艾滋病合并 PCP 过程中 CD8$^+$ T 细胞介导的肺损伤，发现这两个动物模型感染肺孢子菌后体内均有 CD8$^+$ T 细胞聚集。

因此，虽然 CD4$^+$ T 细胞是抗肺孢子菌的主要免疫应答细胞，但 CD8$^+$ T 细胞也参与了肺孢子菌感染的防御。安春丽等以接触传播方式使小鼠感染肺孢子菌，5 周 BALF 内 CD4$^+$CD62 T 细胞和 CD8$^+$CD62 T 细胞数量明显增多，6 周时小鼠肺内肺孢子菌均转阴。IFN-γ 和 IL-4KO 的小鼠 CD4$^+$ 和 CD8$^+$ T 细胞与感染程度呈正相关。Roths 等实验显示 CD8$^+$ 和 CD4$^+$ KO 的小鼠对肺孢子菌感染程度明显强于仅 CD4$^+$ KO 的小鼠，且 CD4$^+$ KO 感染肺孢子菌小鼠肺内有大量的 CD8$^+$ T 细胞。Theus 等推测 CD8$^+$ 可能通过 CD4$^+$ T 细胞的 TNF-α 介导信号传递而导致肺组织炎症损伤及肺孢子菌清除。Chad 等发现 CD4$^+$ T 细胞对肺孢子菌的易感性的调节是通过肺部 CD8$^+$ T 细胞和 IFN-γ 交互作用实现的。CD8$^+$ T 细胞不仅参与抗肺孢子菌感染免疫过程清除肺孢子菌，同时引起肺组织炎症损伤，CD8$^+$ T 细胞的这种双重特性可能部分解释了临床 PCP 感染程度的多样性。CD8$^+$ T 细胞大多为杀伤 T 细胞、CTL 细胞前体，在 IL-2、IL-6 等细胞因子参与下，抗原肽 MHCI 类分子发出特异活化信号后，CTL 细胞前体增殖分化为效应 T 细胞。肺孢子菌感染时伴有 IL-2、IL-6、TNF-α 升高，可以解释肺孢子菌感染过程中 CD8$^+$ T 细胞的激活。

在缺乏 CD4$^+$ T 细胞的情况下，感染肺孢子菌可以引起肺内 CD8$^+$ T 细胞数量增多。Beck 等指出浸润的 CD8$^+$ T 细胞特异性对抗肺孢子菌抗原。Wright 等推测 CD8$^+$ T 细胞与肺顺应性降低、氧合作用减弱、肺泡-毛细血管通透性增强及肺表面活性剂功能障碍有关。在人重症艾滋病合并 PCP 患者，大量中性粒细胞向肺组织迁移也是 CD8$^+$ T 细胞介导的炎症反应的特征。将去除 CD4$^+$ T 细胞的感染小鼠，进一步去除 CD8$^+$ T 细胞后发现小鼠肺功能改善。单独去除 CD8$^+$ T 细胞能改善肺功能，增强肺表面活性物质的活性，减少中性粒细胞聚集。

艾滋病患者免疫功能严重抑制，肺孢子菌数量越多，炎症越轻，肺的中间产物也较非艾滋病患者少，而非艾滋病患者对肺孢子菌有更强的特异性免疫应答能力，一定程度上可以抵御肺孢子菌，但同时对肺功能有不利影响。即使在 CD4$^+$ T 细胞数量大幅下降的艾滋病患者，炎症也会造成肺损伤。对艾滋病的临床研究及动物实验均表明在缺少功能性 CD4$^+$ T 细胞介导免疫反应参与的情况下，机体对肺孢子菌的应答仍表现为炎症介质的释放及免疫和炎症细胞向肺内聚集。

2.1.3.2 特异性体液免疫

体液免疫亦参与了肺孢子菌感染的免疫过程。正常隐性感染人群与 PCP 患者抗体滴度一般较低，恢复期患者和与患者密切接触者滴度较高。肺孢子菌表面存在 IgG、IgA、IgM，但主要是 IgG、IgM。肺孢子菌感染在 B 细胞缺陷症小儿中可发病，肺孢子菌主要表面糖蛋白（major surface glycoprotein，MSG）是一种非常有效的免疫原，可诱导细胞和体液免疫，MSG 被认为是最有希望的疫苗候选分子。最新研究发现，既往 PCP 病史、地域性、HIV 患者的年龄在对肺孢子菌表面抗原的血清反应中均起一定作用。

Smulian 等用肺孢子菌抗原 P55 可诱导显著的持续 10 周的体液免疫和细胞免疫，肺局部肺孢子菌量显著减少和组织损伤减轻。有实验观察到接触感染肺孢子菌的小鼠血清中特异性 IgG 第 3 周开始上升，持续升高至第 6 周肺孢子菌清除时。肺孢子菌 gP116 的特异性 IgG、IgA 在 CD4$^+$ KO 感染肺孢子菌小鼠组中最低。CD40 是与 T 细胞和 B 细胞功能有关的一种表面抗原，Frances 等发现 B 细胞不足且 CD40 KO 小鼠感染肺孢子菌即使能产生正常水平的特异性 IgM，但不能类别转换产生 IgG 或 IgA 而导致肺孢子菌清除延迟或不能清除。另一实验发现用糖皮质激素诱导小鼠免疫抑制开始时用 CD40 配体（CD40L，也称 gp39、肿瘤坏死因子相关激活蛋白、T 细胞-B 细胞活化分子）治疗，70% 的小鼠能清除肺孢子菌而受到保护，而在免疫抑制后 10 天给予 CD40L 却只有 40% 的小鼠能清除感染。活化 T 细胞的 CD40L 与 B 细胞表面表达的 CD40 相互作用，向 B 细胞传递第二活化信号进而辅助诱导 B 细胞活化、分化产生抗体清除特异性抗原，由此说明小鼠清除肺孢子菌是依赖 B 细胞的。将从免疫抑制鼠肺中提取的肺孢子菌单克隆抗体与肺孢子菌作用，电镜下观察到抗体是结合于病原体上的。Gigliotti 在实验中对 PCP 患者使用抗 MSG 单克隆抗体也获得了防御效果。

B 细胞受抗原刺激后表面有 IL-2R 表达，当受体与 IL-2 结合后可促进免疫球蛋白分泌，IL-6 又称"B 细胞第二刺激因子"，主要活性为诱导 B 细胞分泌免疫球蛋白，TNF-α、IL-1、LPS 均可促进 IL-6 分泌。刘斌等实验证实糖皮质激素诱发 PCP 鼠 BALF 中 IL-2 R 分泌是增加的。肺孢子菌感染时伴有 IL-1、IL-2、IL-6、TNF-α 升高，可以进一步解释宿主体内活跃的体液免疫。

2.1.3.3　非特异性免疫应答

先天非特异性免疫也参与了机体对肺孢子菌的免疫防御，其中以 AM 的作用最显著。肺孢子菌寄生于肺泡，PCP 时肺孢子菌通过 AM 局部产生及血浆渗出 Fn 和 Vn 的中介作用及借助表膜上主要表面糖蛋白 gP A 特异性黏附于 I 型肺泡上皮细胞和 AM。体外实验已经发现 Fn、Vn 作为调节素能促进肺孢子菌刺激 AM 释放 TNF-α。瞿介明等体外实验显示培养（72h）成熟的巨噬细胞与肺孢子菌接触 10min 后即可见吞噬肺孢子菌现象，30min 和 60min 出现巨噬细胞明显吞噬肺孢子菌现象，4h 后肺孢子菌被巨噬细胞消化、裂解，由此推测 AM 在防御肺孢子菌致病作用中起着重要作用。

巨噬细胞表面有多种受体以此主动吞噬、杀伤和消化病原微生物等抗原，是机体非特异性免疫的重要组成部分。肺孢子菌刺激巨噬细胞产生可溶性的甘露糖受体（mannosereceptor，MR），PCP 肺泡外的肺孢子菌与可溶性 MR 相接触而被 AM 吞噬。Chad 等实验发现 AM 通过其表面 β-葡聚糖受体及产生的 H_2O_2 所致的非调理性噬菌作用而杀死肺孢子菌，AM β-葡聚糖受体局限肺孢子菌包囊后通过 H_2O_2 对其杀伤，用高浓度的抗 β-葡聚糖受体抗体可抑制 AM 对肺孢子菌的吸附及杀伤。将 PCP 小鼠 BALF 输入到正常小鼠肺中可抑制 AM 的噬菌作用。

将 β-葡聚糖与 MR 融合可以促进对虫体的吞噬作用，为了进一步明确 AM 清除肺孢子菌的机制，Hollifield 等用清道夫受体 A（SRA，主要在组织巨噬细胞表达）mRNA 缺乏小鼠感染肺孢子菌，监测一段时间内肺孢子菌清除情况。与野生型小鼠相比，SRA KO 对肺孢子菌清除更快，这与肺泡腔内 $CD4^+$ T 细胞的数量增多有关，SRA KO 小鼠表面 CD11b 表达增加，但吞噬作用并未增强，而在体内刺激条件下，SRA KO 小鼠感染肺孢子菌后 TNF-α、IL-12 和 IL-18 明显多于野生型小鼠。

免疫抑制 PCP 小鼠自然杀伤细胞功能减退，单核细胞趋化异常。陈志琳等用 IL-12 和 MSG 一起免疫大鼠发现可促进 Th1 细胞应答，抑制 Th2 细胞应答，明显增强脾脏 NK 细胞杀伤活性。

最近研究表明，肺泡上皮细胞除了促进肺孢子菌黏附外，还通过释放细胞因子和趋化因子参与了肺炎症反应。Hahn 等研究指出肺孢子菌细胞壁表面丰富的 β-葡聚糖通过乳糖基酰基鞘氨醇（membrane glycosphingolipid lactosylceramide，CDw17）依赖机制从而能刺激 AM 释放巨噬细胞炎性蛋白 2（macrophage inflammatory protein，MIP-2），在感染肺孢子菌的早晚期 MIP-2 mRNA 和蛋白产生都是增加的。用抗细胞膜乳糖基酰基鞘氨醇的抗体提前孵化肺泡上皮细胞，可以导致 MIP-2 分泌减少，提示 CDw17 参与了 β-葡聚糖诱导的炎症信号传递。

　　体外实验发现，肺孢子菌可以刺激巨噬细胞产生 IL-23，感染肺孢子菌的小鼠表达 IL-23 p19 mRNA。为了进一步研究 IL-23 抗肺孢子菌的作用，Rudner 等比较了 IL-23 p19 基因缺乏型和野生型 C57BL/6 小鼠在同样感染肺孢子菌情况下的细胞因子/趋化因子的水平，发现前者肺组织中 IL-17、淋巴细胞趋化因子 IP-10、IFN-γ 诱生的单核因子（monokine inducible by γ-interferon，MIG）、MIP-1α、MIP-1β 和 RANTES 水平与后者相比是降低的，IL-23 p19 基因缺陷感染小鼠肺组织内效应 CD4$^+$T 细胞减少，说明 IL-23-IL-17 轴参与了宿主防御肺孢子菌的反应。

　　MCP-1 参与了肺炎症反应、免疫防御以及上皮细胞的修复，在 PCP 中起正向调节作用。用原位杂交的方法显示 MCP-1 mRNA 集中分布于具有感染小鼠肺泡上皮细胞形态学特征的细胞中。体外研究表明在 c-Jun 氨基末端激酶（JNK）活化后，肺孢子菌刺激鼠类 II 型肺泡上皮细胞发生时间和剂量依赖性 MCP-1 反应。抑制 JNK 可以阻止肺孢子菌激发的 MCP-1 产生，但在体内外均不能对 MIP-1α 起作用，说明肺孢子菌刺激肺泡上皮细胞时多条信号通路均被激活。

　　粒细胞-巨噬细胞集落刺激因子（granulocyte-macrophage colony-stimulating factor，GM-CSF）主要由 T 细胞和巨噬细胞产生，能够诱导粒细胞前体和巨噬细胞前体细胞呈集落生长，参与 PCP 中宿主的炎症反应，是重要的调控因子，有促进 TNF 产生的作用。Paine 等实验发现去除 CD4$^+$T 细胞的小鼠感染肺孢子菌后，肺中 GM-CSF 原位表达，可以减轻宿主感染肺孢子菌的程度以及炎症反应的程度。Mandujano 等的实验数据显示全身 GM-CSF 蛋白释放可能是通过上调肺组织中 TNF 的产生来减轻 CD4$^+$T 细胞浸润，去除小鼠感染肺孢子菌的程度。GM-CSF 有望作为免疫治疗药辅助治疗 PCP。

　　G-CSF 主要作用是调控中性粒细胞系造血细胞的增殖、分化和活化，目前被认为是在皮质醇诱发的鼠 PCP 模型中具有潜力的免疫治疗分子。在这个模型中，G-CSF 治疗对防御肺孢子菌感染不起作用，而用 CD40L，一种激活抗原递呈细胞及在 B 细胞成熟过程中的重要分子，对防御肺孢子菌是有效的。BALF 中过多的中性粒细胞在 HIV 感染合并 PCP 的患者中不是一个好的预测因素。G-CSF 可以通过增加感染肺组织中中性粒细胞的聚集而加重肺损伤。

　　国内对大鼠 PCP 模型 BALF 检测同样发现，与对照组相比，BALF 中白蛋白含量明显增加，碱性磷酸酶（ALP）、乳酸脱氢酶（LDH）活性明显升高，IV 型胶原酶 MMP-2、MMP-9 活性显著升高，并且中重度组明显高于轻度组。由于 ALP 在 II 型肺泡上皮细胞板层小体中含量较多，推测 BALF 中 ALP 增加与 II 型肺泡上皮细胞损伤和/或增殖有关，而 LDH 增加则与肺内广泛的细胞损伤和/或死亡及肺泡毛细血管膜通透性增加有关。ALP 是膜结合酶，LDH 是胞内酶，均广泛存在于机体的各重要组织器官。基底膜的主要成分是Ⅳ型胶原。这也从另一个侧面提示 PCP 时有较广泛的Ⅰ型肺泡上皮细胞损伤及Ⅱ型肺泡上皮细胞增生修复存在。

综上，PCP 肺损伤是许多因素包括肺孢子菌和宿主共同作用的结果。肺孢子菌及其基因表达产物能直接损伤肺，同时宿主免疫应答在 PCP 肺损伤中也起一定作用。肺损伤取决于 PCP 的临床背景。处于长期免疫抑制状态的 PCP 患者如艾滋病患者，机体肺孢子菌数量较多但是炎症反应相对较轻，此时，肺孢子菌直接介导的肺损伤机制比炎症反应发挥更主要的作用。而当 PCP 患者处于免疫重建病状态或无免疫抑制时，对肺孢子菌的免疫应答可能对肺损伤发挥更大的作用。炎症反应有助于控制肺孢子菌数量，但同时对肺也造成了破坏，因此对特殊患者应给予特异性用药治疗，对免疫抑制个体进行抗炎或免疫抑制治疗可以缓解 PCP 的临床症状，但也可以削弱宿主抵抗肺孢子菌的能力，抗炎及抗菌治疗相结合可能是治疗 PCP 的最好办法。

2.2 病理

PCP 典型的病理表现为肺组织实变。本书主要以大小鼠模型为代表介绍 PCP 的病理表现。

2.2.1 大体观察

肉眼观察感染肺孢子菌的各期鼠肺脏呈均匀的粉红色，体积增大，质地稍硬，表面粗糙不平，表面及切面均可见散在分布的粟粒样灰白色实性病灶，挤压切面时有少量粉红色泡沫样液溢出。

2.2.2 肺切片观察

肺孢子菌寄生的肺泡分泌细胞均示有不同程度的肿大变形，或脱落至肺泡腔内，以肺叶边缘部较为多见，有的呈空泡样变。极度肿大的细胞常出现胞膜破裂，甚至坏死崩解仅剩残屑，其逸出的滋养体直接侵入邻近的肺泡上皮细胞或被巨噬细胞吞噬并在其胞浆内继续生长繁殖，有的巨噬细胞因虫体繁殖肿大导致细胞崩解。部分肺泡腔内见泡沫样渗出物（图 2-1），其中夹杂数量不等的炎症细胞。肺泡间质呈不同程度充血、水肿及炎症细胞浸润，其中以淋巴细胞、单核细胞为主，嗜酸粒细胞较少见。这种病变在有大量肺孢子菌寄生的肺泡附近的间质更为严重，甚至导致局部肺组织的彻底破坏。随着间质性炎症加重，肺泡间隔增宽，部分肺泡腔内有较多红染的泡沫样渗出物，其中夹杂有少量脱落的肺泡上皮细胞，有些细支气管管腔内亦可见泡沫样渗出物，肺孢子菌着色不明显。PAS 染色切片，泡沫样渗出物呈桃红色阳性反应。GMS 染色切片，泡沫样渗出物染成深褐色，其中有数量不等的染成黑色的圆形、椭圆形包囊及新月体形的破溃包囊，包囊内部结构不能显示（图 2 - 2）。

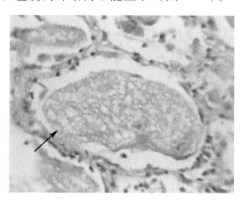

图 2 - 1　肺泡腔内充满泡沫样渗出物（×400）　注：HE 染色

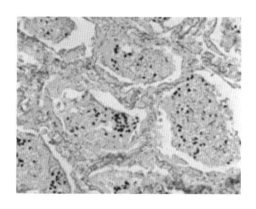

图 2 - 2　肺泡腔内可见大量 PC 包囊（×400）　注：GMS 染色

Lanken 等报道在 PCP 大鼠肺组织的病理变化过程中，Ⅰ型细胞大多正常，Ⅱ型细胞则有增生性变化。郭鄂平等观察到小鼠 PCP 发病早期（用药 5 ~ 6 周）表现为非典型 PCP 病理变化，肺泡腔内缺乏泡沫样渗出物，随着用药时间的延长（第 8 周），病变加重，多数实验鼠出现典型的 PCP 病理改变，肺泡腔内充满泡沫样渗出物。此时，GMS 染色切片泡沫样渗出物中有大量包囊，肺印片亦能查见大量包囊及滋养体。因此，小鼠 PCP 组织病理改变也与人体相似，表现为典型和非典型改变两种形式。

综上所述，PCP 镜下改变主要表现为：肺泡腔扩大，有泡沫状或蜂窝样渗出物，PAS 染色反应阳性；肺泡间隔增宽，肺上皮细胞增生、增厚，淋巴细胞、浆细胞等细胞浸润；肺泡-毛细血管血气交换功能尤其是氧的弥散功能出现严重障碍；感染越严重的肺组织内的滋养体数越多，而包囊数相对较少。滋养体多黏附在Ⅰ型肺泡上皮细胞膜表面，而包囊则常游离于肺泡内；肺孢子菌一般多局限于肺内，有的严重感染者可随血行向肺外播散或直接侵入其他组织或脏器引起这些部位的炎症，如肺孢子菌性肝炎、结肠炎、中耳炎、眼脉络膜炎等。

参 考 文 献

［1］ Choi M H, Chung B S, Chung Y B, et al. Purification of a 68-kDa cysteine proteinase from crude extract of *Pheumocystis carinii*［J］. The Korean Journal of Parasitology, 2000, 38(3)：159 – 166.

［2］ Fox D, Smulian A G. Plasminogen-binding activity of enolase in the opportunistic pathogen *Pneumocystis carinii*［J］. Medical Mycology, 2001, 39(6)：495 – 507.

［3］ Atochina E N, Beers M F, Scanlon S T, et al. *Pneumocystis carinii* induces selective alterationsiol in component expression and biophysical activity of lung surfactant［J］. American Journal of Physiology Lung Cellular and Molecular Physiology, 2000, 278(3)：599 – 609.

［4］ Wright T W, Notter R H, Wang Z D, et al. Pulmonary inflammation disrupts surfactant function during *Pneumocystis carinii* pneumonia［J］. Infection and Immunity, 2001, 69(2)：758 – 764.

［5］ Atochina E N, Beer M F, Scanlon S T, et al. *Pneumocystis carinii* pneumonia alters expression and distribution of lung collectins SP-A and SP-D［J］. The Journal of Laboratory and Clinical Medicine, 2001, 137(6)：429 – 439.

［6］ Qu J M, He L X, Rong Z H, et al. Alteration of surfactant proteins A and D in bronchoalveolar lavage fluid of *Pneumocystis carinii* pneumonia ［J］. Chinese Medical Journal, 2001, 114(11)：1143 – 1146.

［7］ Lee L H, Gigliotti F, Wright T W, et al. Molecular characterization of KEXI, a kexin-like protease in mouse *Pneumocystis carinii*［J］. Gene, 2000, 242：141 – 150.

［8］ Kutty G, Kovacs J A. A single-copy gene encodes Kex1, a serine endoproteases of Pneumocystis jiroveci ［J］. Infection and Immunity, 2003, 71(1)：571 – 574.

［9］ Russian D A, Levine S J. *Pneumocystis carinii* pneumonia in patients without HIV infection［J］. American Journal of the Medical Sciences, 2001, 321(1)：56 – 65.

［10］ Paine R, Preston A M, Wilcoxen S, et al. Granulocy te – macrophage colony-stimulating factor in the innate immune response to *Pneumocystis carinii* pneumonia in mice［J］. Jouranl of Immunology, 2000, 164 (5)：2602 – 2609.

［11］ Vassallo R, Standing J E, Limper A H. Isolated *Pneumocystis carinii* cell wall glucan provokes lower respiratory tract inflammatory responses［J］. Jouranl of Immunology, 2000, 164(7)：3755 – 3763.

［12］ Bang D, Emborg J, Elkjaer J, et al. Independent risk of mechanical ventilation for AIDS-related *Pneumocystis carinii* pneumonia associated with bronchoalveolar lavage neutrophilia［J］. Respiratory Medicine, 2001, 95(8)：661 – 665.

[13] Mansharamani N G, Garland R, Delaney D, et al. Management and outcome patterns for adult *Pneumocystis carinii* pneumonia, 1985 to 1995: Comparison of HIV-associated cases to other immunocompromised states[J]. Chest, 2000, 118(3): 704 - 711.

[14] Rodriguez-Rosado R, Soriano V, Dona C, et al. Opportunistic infections shortly after beginning highly antiretroviral therapy[J]. Antiviral Therapy, 1998, 3(4): 229 - 231.

[15] Cheng V C, Yuen K Y, Chan W M, et al. Immunorestitution disease involving the innate and adaptive response[J]. Clinical Infectious Diseases, 2000, 30(6): 882 - 892.

[16] Li-Pira G, Fenoglio D, Bottone L, et al. Preservation of clonal heterogeneity of the *Pneumocystis carinii*-specific CD4 T cell respertoire in HIV infected, asymptomatic individuals[J]. Clinical and Experimental Immunology, 2002, 128(1): 155 - 162.

[17] Qureshi M H, Harmsen A G, Garvy B A. IL-10 modulates host responses and lung damage induced by *Pneumocystis carinii* infection [J]. Journal of Immunology, 2003, 170 (2): 1002 - 1009.

[18] Ruan S, Tate C, Lee J J, et al. Local delivery of the viral interleukin-10 gene suppresses tissue inflammation in murine *Pneumocystis carinii* infection[J]. Infection and Immunity, 2002, 70(11): 6107 - 6113.

[19] Beck J M, Blackmon M B, Rose C M, et al. T cell costimulatory molecule function determines susceptibility to infection with *Pneumocystis carinii* in mice[J]. Journal of Immunology, 2003, 171(4): 1969 - 1977.

[20] Ruan S, Mckinley L, Zheng M Q, et al. Interleukin-12 and host defense against murine *Pneumocystis* pneumonia[J]. Infection and Immunity, 2008, 76(5): 2130 - 2137.

[21] Hori S, Carvalho T L, Demengeot J. CD25 + CD4 + regulatory T cells suppress CD4 + T cell-mediated pulmonary hyperinflammation driven by *Pneumocystis carinii* in immunodeficient mice [J]. European Journal of Immunology, 2002, 32(5): 1282 - 1291.

[22] Croix D A, Board K, Capuano S, et al. Alterations in T lymphocyte profiles of bronchoalveolar lavage fluid from SIV and *Pneumocystis carinii*-coinfected rhesus macaques[J]. AIDS Research and Human Retroviruses, 2002, 18(5): 391 - 401.

[23] Wright T W, Pryhuber G S, Chess P R, et al. TNF receptor signaling contributes to chemokine secretion, inflammation and respiratory deficits during *Pneumocystis* pneumonia[J]. Journal of Immunology, 2004, 172(4): 2511 - 2521.

[24] Steele C, Zheng M Q, Young E, et al. Increased host resistance against *Pneumocystis carinii* pneumonia in TNF-α T-cell-deficient mice: Protective role of gamma interferon and CD8 + T cells[J]. Infection and Immunity, 2002, 70(9): 5208 - 5215.

[25] Mc Allister F, Steele C, Zheng M Q, et al. T cytotoxic-1 CD8 + T cells are effector cells against pneumocystis in mice[J]. Journal of Immunology, 2004, 172 (2): 1132 - 1135.

[26] Daly K, Koch J, Respaldiza N, et al. Geographical variation in serological responses to recombinant *Pneumocystis jirovecii* major surface glycoprotein antigens[J]. Clinical Microbiology and Infection, 2009, 15(10): 937 - 942.

[27] Walzer P D, Djawe K, Levin L, et al. Long-term serologic responses to the *Pneumocystis jirovecii* major

surface glycoprotein in HIV-positive individuals with and without *P. jirovecii* infection[J]. Journal of Infectious Diseases, 2009, 199(9): 1335 – 1344.

[28] Smulian A G, Sullivan D W, Theus S A. Immunization with recombinant *Pneumocystis carinii* P55 antigen provides partial protection against infection: Characterization of epitope recognition associated with immunization[J]. Microbes and Infection, 2000, 2(2): 127 – 136.

[29] Jalil A, Moja P, Lambert C, et al. Decreased production of local immunoglobulin A to *Pneumocystis carinii* in bronchoalveolar lavage fluid from human immunodeficiency virus positive patient[J]. Infection and Immunity, 2000, 68(3): 1054 – 1060.

[30] Lund F E, Schuer K, Hollifield M, et al. Clearance of *Pneumocystis carinii* in mice is dependent on B cells but not on *P. carinii*-specific antibody[J]. Journal of Immunology, 2003, 171(3): 1423 – 1430.

[31] Oz H S, Hughes W T, Rehg J E, et al. Effect of CD40 ligand and other immunomodulators on *Pneumocystis carinii* infection in rat model[J]. Microbe Pathog, 2000, 29(3): 187 – 190.

[32] Fraser I P, Takahashi K, Koziel H, et al. *Pneumocystis carinii* enhances soluble mannose receptor production by macrophage[J]. Microbes and Infection, 2000, 2(11): 1305 – 1310.

[33] Steele C, Marrero L, Swair S, et al. Alveolar macrophage-mediated killing of *Pneumocystis carinii* f. sp. muris involves molecular recognition by the Dectin-1 beta-glucan receptor[J]. Journal of Experimental Medicine, 2003, 198(11): 1677 – 1688.

[34] Lasbury M E, Durant P J, Lee C H. Bronchoalveolar lavage fluid from *Pneumocystis carinii*-infected rats inhibits phagocytosis normal alveolar macrophages[J]. Journal of Eukaryotic Microbiology, 2001, 48 (S1): 163S – 164S.

[35] Hollifield M, Bou Ghanem E, de Villiers W J, et al. Scavenger receptor A dampens induction of inflammation in response to the fungal pathogen Pneumocystis carinii[J]. Infection and Immunity, 2007, 75 (8): 3999 – 4005.

[36] Hahn P Y, Evans S E, Kottom T J, et al. *Pneumocystis carinii* cell wall beta-glucan induces release of macrophage inflammatory protein-2 from alveolar epithelial cells via a lactosylceramide-mediated mechanism[J]. Journal of Biological Chemistry, 2003, 278(3): 2043 – 2050.

[37] Rudner X L, Happel K I, Young E A, et al. Interleukin-23 (IL-23)-IL-17 cytokine axis in murine *Pneumocystis carinii* infection[J]. Infection and Immunity, 2007, 75(6): 3055 – 3061.

[38] Wang J, Gigliotti F, Bhagwat S P, et al. *Pneumocystis* stimulates MCP-1 production by alveolar epithelial cells through a JNK-dependent mechanism[J]. American Journal of Physiology Lung Cellular and Molecular Physiology, 2007, 292(6): 1495 – 1505.

第3章　流行病学

3.1　流行概况

　　卡氏肺孢子菌是 Chaga 等 1909 年首先在豚鼠肺组织内发现的。其后，Carini 在豚鼠和大鼠肺内也发现此菌。de Lanoe 夫妇对此进行详细研究，证实它是一种新的病原体，并命名为卡氏肺孢子虫。1942 年 Van der Mee 等首先指出肺孢子菌与人类疾病的关系。1952 年 Vanekm 等在因患间质性浆细胞性肺炎死亡者的肺泡渗出液中检出肺孢子菌，并确定它为间质性浆细胞性肺炎的病原体。此后世界各地陆续有该病病例的报道。1981 年发现艾滋病后，PCP 即成为艾滋病患者最常见的机会性感染和最主要的死亡原因。由于 PCP 的死亡危险性和复发率均高，引起了医学界的高度重视。PCP 病死率较高，如未经适当治疗，病死率为 100%。早期诊断有较大意义，早期治疗效果较好，及时诊治者，病死率可降至 5%～50%，多数可得到恢复。

　　1981 年在美国的洛杉矶和纽约等地的男同性恋者中相继发现 PCP 病例，这些个体都是以有机会性感染为特征的慢性传染病患者，这种传染病称为获得性免疫缺陷综合征（acquired immunodeficiency syndrome），简称艾滋病（AIDS）；1983 年在这类患者中分离出艾滋病的病原体，是一种逆转录病毒，命名为人免疫缺陷病毒（human immunodeficiency virus，HIV），致 PCP 的是耶氏肺孢子菌，是一种机会性致病的病原体，在艾滋病发现早期的西方国家，80% 的 HIV 感染者同时也是肺孢子菌感染者。随着艾滋病患者和隐性感染者的增多、组织器官移植手术以及癌症患者化放疗的普及，肺孢子菌感染、PCP 的危害性变得越来越大。

　　随着我国国际交流的不断加大，艾滋病患者和隐性感染者的数量在不断上升，我国医疗条件的提高也使得组织器官移植等各种手术治疗得以普及，因此，我国 PCP 易感人群在不断扩大，下面对 PCP 流行病学特征进行总结。

3.1.1　世界各地的分布

　　肺炎是艾滋病患者常见的最严重的机会性感染性疾病，也是肿瘤化疗、器官移植等细胞免疫功能低下宿主容易感染的一种肺部病。病死率高，因而引起医学界的广泛关注。

PCP 呈世界性分布，第二次世界大战后先在欧洲流行，病例报道达数千例，以后美洲、亚洲、大洋洲、非洲均有报道。由于艾滋病的流行，本病全世界的发病率逐年明显上升。在英国、德国、法国、意大利、奥地利、西班牙、葡萄牙、荷兰、比利时、瑞士、瑞典、挪威、捷克、匈牙利、保加利亚、俄罗斯、加拿大、美国、墨西哥、智利、澳大利亚、新西兰、津巴布韦、刚果、乌干达、日本、朝鲜和越南等均有 PCP 病例报道。世界各地 PCP 的发病率并不一致，这可能与早产儿、艾滋病患者的增多以及免疫抑制药和抗肿瘤药物的广泛应用有关。

根据美国 CDC 资料，1981—1990 年共报道艾滋病患儿 1200 例，其最常见和最严重的机会性感染是 PCP，发病率为 39%，而在成人艾滋病患者可高达 80%。国内已有检到病原体的病例报道，我国最早是在 1959 年有婴幼儿 PCP 的报道。1979 年在上海发现第 1 例肾移植术后合并 PCP 的成人患者。20 世纪 80 年代北京儿童医院曾报道 16 例 PCP 发生于白血病患儿缓解期。

根据动物模型及患者观察证明 PCP 发生与 T 淋巴细胞免疫功能低下关系至为密切，目前国外认为凡 CD4$^+$T 细胞计数≤200 个/mm^3 时发生 PCP 危险显著增大，但此标准对小儿尤其 1 岁以内者不适用。1994 年 3 月至 1995 年 4 月，在沈阳军区总医院和中国医科大学附属一院的肾移植术后并发肺部感染的病人中，发现 5 例 PCP 患者，年龄 28～51 岁，因慢性肾炎、尿毒症、肾移植术后，口服泼尼松、硫唑嘌呤和环孢素，三联抗排异治疗期间发病。主要症状有高热和呼吸道症状。其中 2 例有阵发性干咳，少许白痰和呼吸困难，另 3 例除高热外，仅表现轻微呼吸道症状，X 线显示肺内间质性浸润性阴影。起病后都曾经应用抗菌和抗真菌药物治疗但无效，确诊后口服复方磺胺甲噁唑治疗均获明显效果。

3.1.2　不同人群感染的情况

PCP 的高危人群大致有：营养不良、体质虚弱的婴幼儿；先天性免疫缺陷患者；获得性免疫缺陷患者，即艾滋病患者；白血病、恶性肿瘤和因器官移植大量应用免疫抑制药、抗代谢药、细胞毒素、抗生素或经放射治疗的病例。

组织学和血清学调查结果显示，一般人群感染率为 1%～10%，各年龄组均可感染。1954 年 Weisse 等报道在未经选择的 6 岁以下儿童中，43% 的肺中查见包囊；同一研究表明 8% 成人的为阳性。其他报道也表明 80%～100% 的 4 岁以下儿童抗体阳性。20 世纪 70 年代以前 PCP 均发生于营养不良者、早产儿、原发性免疫缺陷病患者以及应用免疫抑制药与抗肿瘤药物的患者。据报道，在美国（1967—1970 年）PCP 最多见于 1 岁以下的婴儿，其中 83% 有原发性免疫缺陷病，而 1 岁以上的儿童和成人则多见于白血病患者。

1973 年 Burke 等分析 350 例 PCP 患者，其中有先天性免疫缺陷（包括无 γ 球蛋白血症或低 γ 球蛋白血症等）和因白血病以及恶性肿瘤或器官移植而应用皮质醇类药物或其他免疫抑制药治疗的患者共 302 例，占 86.28%。白血病患者的 PCP 发病率达 20%。有人经分析后指出，使用免疫抑制药治疗的强度与 PCP 的发病率呈正比。给予急性淋巴细胞白血病患儿一种免疫抑制药物，PCP 的发生率为 5%。如四种免疫抑制药物联合应用，PCP 发生率则上升至 22.4%。1981 年以后，PCP 是艾滋病最常见的并发症，其发生率为 85%。美国新近诊断的艾滋病患者中 60% 以上是在发现 PCP 后确诊的。目前关于 PCP 的研究逐渐成为一个研究热点。

3.2 传染源

3.2.1 动物宿主感染的情况

肺孢子菌的动物宿主仅限于人和哺乳动物，如猪、马、山羊、狗、猫、狐、猴、兔、豚鼠、大鼠和小鼠等均有不同程度的感染，尤其是鼠类带虫状态相当普遍，几乎 80% 健康鼠的肺组织内有肺孢子菌。但对感染动物是否起到传染源的作用尚无一致意见。

在自然界中，肺孢子菌广泛寄生于人、各种家畜和野生动物体内，PCR 和扩增产物序列分析证实肺孢子菌存在种属的区别，对于它们能否相互感染尚缺乏充分的证据。调查证明在该病流行时，患者住所捕获的鼠类，检出大量的肺孢子菌而且使用大量的糖皮质激素，可使正常家鼠在临床上表现肺孢子菌感染。

3.2.2 人类感染情况

You 研究者通过 mtrRNA-PCR 扩增 PCP 患者的呼吸道标本，对扩增产物的序列分析发现，感染人的 mtrRNA 有人型、鼠型，还有人与鼠的重组体，从而支持该病的人兽互传性。但是一般认为活动性的肺孢子菌感染患者是感染的传染源，另外也发现在免疫功能低下的人群中存在一定程序的亚临床感染，如儿童慢性肺病患者、老年慢性呼吸道疾病患者、HIV 感染者、艾滋病病人等，他们在 PCP 的传播、流行中起着一定的作用。

据文献报道，在撒哈拉以南非洲地区的成人中，与人类免疫缺陷病毒感染有关的流行情况尚不明。在免疫缺陷出现之前，一般认为大多数与 HIV 有关的 PCP 成人患者由于先前的暴露而对肺孢子菌有保护性免疫。在美国的一项前瞻性研究中，67 例有免疫活性的肺炎婴儿中，其中的 14% 通过检测血中抗原被诊断为 PCP。如果在有免疫活性的婴儿中 PCP 的流行达此程度，则可预计包括撒哈拉以南非洲地区在内的有 HIV 流行地区的幼儿中 PCP 将是高度流行的。在 HIV 感染的婴儿中，肺孢子菌可能是婴儿有生以来的首次感染。在象牙海岸，78 例 HIV 血清学阳性和 77 例 HIV 血清学阴性者的尸检研究显示，36 例年龄小于 15 个月的 HIV 血清学阳性的婴儿中，有 31% 患有 PCP，而在年龄较大的 42 例 HIV 血清学阳性的幼儿或任一对照中，均未检出 PCP。马拉维一所医院的研究表明，从年龄在 1~23 个月的 60 例肺炎婴儿中诊断出 5 例感染了肺孢子菌。用间接免疫荧光法检测出患儿鼻咽部分泌物的包囊，其中 3 例病人患艾滋病，另 2 个婴儿（3 个月）未做 ELISA，HIV 感染情况不详。上述标本收集方法与支气管镜检查相比，可能会低估 PCP 的检出率，但在不可能用支气管镜检查的情况下，它仍是诊断 PCP 的一种可供选择的无损伤的方法。脉冲血氧定量法测定上述病例的动脉氧饱和度（PCP 患者中的中位数为 82%）比非 PCP 病例（91.5%）低（$P = 0.02$），与以往在成人中观察到的结果相似。

很长时间以来，人们都认为 PCP 来源于潜伏感染的再次激活。血清学研究证明儿童会在儿童时期获得肺孢子菌抗体，以往人们认为只有在免疫抑制状态时才是这样。现在越来越多的资料支持在一些病例中肺孢子菌的感染是在后天获得的。支持这一观点的资料是从人源性的肺孢子菌的流行病学研究和对感染动物的研究中获得的。在大鼠模型中，肺孢子菌的病原体会在它们感染 PCP 之后从肺中清除，而且潜伏病原体的存在也会受到限制。在人类感染病例中，一些应用敏感和特异的分子技术研究不能从有健康免疫力的个体中检测到肺孢子菌。肺孢子菌病原体的再感染可能性比潜伏病原体的再激活更常见，这已经在有反复感染 PCP 的 HIV 个体中得到验证。在对支气管镜标本进行分子分型时发现，在一些患者中，尤其是那些 6 个月前感染过 PCP 的患者中，两次及多次感染中的分子序列型不同于首次感染，这表明再次感染是源于不同种的肺孢子菌病原体。另外，人群研究显示肺孢子菌分离体的等位基因频率分布模式，与诊断所在地有关而与出生地无关，这说明了任何在人生初期获得的感染更具有自然局限性。所有这些研究表明 PCP 是一个活跃的获得性感染。这就提出了用新方法预防肺孢子菌感染的可能性，那就是依赖于对特异性感染源的识别，这往往比完全依赖于抗菌药物的化学作用更为行之有效。经过 3 年在农村的收集，已经检测到了气媒真菌孢子标本中肺孢子菌的 DNA，这表明可以产生稳定的孢子作为其生活史的一部分，它可以播散到环境之中，但这并不是传播的必需条件。事实上，对于肺孢子菌是否是一个只能在特定的宿主中传播的专性寄生物，还是一个可以在自然环境中繁殖的生物还不是很清楚。最近关于肺孢子菌及其宿主的共同进化过程的报道强有力地支持肺孢子菌的繁殖必须绝对依赖其宿主的存在。

3.3 传播途径

肺孢子菌的感染有着宿主特异性，感染人类的肺孢子菌病原体与感染动物的不同，不是获得于动物保虫宿主。依据一些研究，人们提出假说，人类肺孢子菌感染的传播与大鼠和小鼠的相类似。这些研究包括对最近感染 PCP 的免疫缺陷患者的调查，这些调查表明暴露于人源肺孢子菌是很频繁的，被不同类型人源肺孢子菌再感染也是很普遍的。关于患者之间的可能传播途径已有许多报道。

3.3.1 主要传播途径

（1）经空气传播 有研究资料提示，PCP 患者肺组织和 80% 鼠类的肺内均有肺孢子菌，这为呼吸道传播提供了直接证据。1966 年 Frenkel 等把无肺孢子菌的大鼠与其他大鼠同置一室进行分笼饲养。未感染鼠不接种肺孢子菌，仅给予可的松，结果其中一只大鼠发生 PCP，故认为该鼠系从周围环境中获得了卡氏肺孢子菌。1971 年 Hendley 等报道将无卡氏肺孢子菌感染的大鼠经空气接触或把非感染的大鼠和感染大鼠同笼饲养而获得感染成功，亦支持存在着呼吸道传播的可能性。

血清学研究表明，与感染儿童接触的工作人员其肺孢子菌抗体滴度较不接触者为高。有报道与 PCP 患者同一病室的两个病员亦先后发病。1972 年 Norman 等应用间接荧光抗体试验检测 89 份证实为 PCP 患者的血清，有 41 份（46%）呈阳性反应，另 85 份（14%）曾接触 PCP 患者的健康人呈阳性反应，而 50 份未接触的对照者均为阴性。

（2）医源性传播 在第二次世界大战时，第一次在营养不良儿童中观察了感染 PCP 的群体。从那以后的 30 年中，有许多散在的小范围群体。群体病例最初是在有恶性肿瘤和接受免疫药物治疗的免疫抑制的儿童中观察的，每个群体的患者数量从 2 到 19 不等。对这些群体的研究支持医源传播的存在。医院内免疫功能低下者 PCP 的暴发，肺孢子菌 PCR 证实在 PCP 患者的病房、病区走廊、医院的空气中检出肺孢子菌 DNA，经过肺孢子菌的型别分析，证实与该病人的肺孢子菌型别相同，认为存在空气传播的可能。

一些医疗中心提出倡议将 PCP 患者进行隔离，以避免对可疑患者的传播。然而，因为不能培养肺孢子菌，并且没有一个肺孢子菌的分型体系，目前还缺乏"人-人"传播的确切证据。最近一项研究用 ITS 位点的基因分型方法，已经检测了血液恶性肿瘤患者中的一个患 PCP 的群体和 HIV 患者中的两个群体。有一种可能，那就是肺孢子菌的"人-人"传播可能发生在医院环境中有密切接触史的可疑免疫抑制患者身上。但是患者之间的直接传播并不取决于群体中病例的多少。在另一些研究中，从医院空气和 PCP 患者房内空气样本中检测到了肺孢子菌的 DNA。

基因分型技术表明在一些病例中，空气中检测到的肺孢子菌菌株与从房内患者体内分离出来的肺孢子菌是相同的。对一对罕见的共患 PCP 的母子的呼吸道标本的研究，提供了另一种研究人源肺孢子菌传播方式的方法。从共患 PCP 并感染 HIV 的母亲和她的 45 周大的婴儿提取了支气管镜标本，并对其中的肺孢子菌病原体的 3 个位点进行了基因分型，这个研究提供了又一资料来支持人源肺孢子菌感染的传播方式，那就是通过呼吸道的传播，或者是从母亲传给婴儿，或者是从一个共同的外源途径传播给了母亲和婴儿。

（3）其他传播途径　子宫传播较为少见，但也有文献报道 3 例通过子宫传播，其中 1 例为足月死胎，另 1 例为出生 2 天的早产儿，余下 1 例为出生 10 天的婴儿，3 例均死于弥漫性间质性肺炎，并在肺内查到肺孢子菌。有文献曾报道两次从刚断乳的全部小鼠（分别为 5 只和 6 只）的肺印片中发现该病原体，每一油镜视野检出高达 6 ~ 8 个肺孢子菌。这说明，经宫内感染亦有可能。有报道流产胎儿与出生 3 天的婴儿有肺孢子菌感染，从人流的胚组织中检出肺孢子菌 DNA，最早的 1 例发生在妊娠 2 周，提示病原可能是经过胎盘到达胚胎的。

但一项动物实验提示另一种观点：用口腔拭子法收集母鼠和出生不同时间幼鼠的标本，进行肺孢子菌 DNA 检测，同时用剖宫产取胎鼠法分析经胎盘感染的可能性。发现妊娠 10 ~ 28 天时，胎鼠的肺孢子菌特异性 DNA 检测全为阴性，相应的胎盘中也未检获肺孢子菌 DNA。而其母鼠的口腔拭子、肺、脾组织匀浆中全部查到肺孢子菌 DNA，其中有的母鼠的子宫中也查到了肺孢子菌 DNA。因此得出结论，肺孢子菌感染几乎是在出生后就立即发生的，出生后 2h 肺孢子菌 DNA 便已经存在新生幼鼠口腔内了，新生幼鼠很可能在与其母亲以及周围环境的密切接触中被感染，而通过胎盘传染的可能性几乎为零。

3.3.2　传播方式

从免疫功能看 PCP 的传播，主要可以分为以下方式。

（1）免疫功能正常宿主间的传播　PCR、血清学研究和随后的免疫抑制试验均证实肺孢子菌在商品鼠系间的广泛流行，该结果提示肺孢子菌感染不仅能在同一鼠系个体间播散，而且肺孢子菌能在免疫功能正常宿主间传播。此外，来源于该鼠系的大鼠在隔离环境中经慢性免疫抑制处理后可发展为急性 PCP，佐证了肺孢子菌的传染性。近来的评估 Murina 肺孢子菌（可致小鼠感染）的传染性的研究结果亦显示免疫功能正常小鼠可将感染传播至其他免疫功能正常小鼠。

卡氏肺孢子菌在正常健康的商品鼠系持续存在，并且免疫功能正常的小鼠间的肺孢子菌感染实验性传播有力地支持了健康宿主可成为潜在的传染源的结论。

（2）免疫功能受损宿主间的传播　众所周知，卡氏肺孢子菌是从免疫功能抑制感染大鼠传播至另一免疫功能受到抑制的未感染大鼠。该机制是用于在大鼠或小鼠种系中建立肺孢子菌感染模型的播种方法的基础，即一个感染动物和其他一个或多个未感染动物置于同一饲养笼内一段时间以传播感染。在人类，由于个体对 PCP 患者的暴露史难以量化，该问题变得不甚明了。从几个关于成人中 PCP 群发感染的报道分析，最大可能原因是 HIV 感染或移植化疗导致免疫受损，从而引起易感人群间的传播。例如，22 个月内 5 个肾移植病人因和 HIV 感染患者共用门诊候诊室而发展为显性 PCP。这些研究显示存在传播但缺乏基因分型资料，基因分型资料提供流行病学调查所需的确切证据。随着分子生物学分析技术的应用，在部分而非所有的群发病例中发现直接传播的证据。最近进行的大样本肺孢子菌感染和未感染的 HIV 患者（每组大于 200 例）的对照研究，同时调查这些患者与 PCP 患者的暴露史，结果显示与 PCP 患者接触与增加肺孢子菌感染机会之间并无关联性。但研究人员指出该实验的不足之处在于难以对暴露史和暴露时间进行量化。因此，肺孢子菌可能在免疫受损人群间传播，但受到许多未知因素影响。

（3）从免疫功能受损宿主向免疫功能正常宿主传播　现有证据表明肺孢子菌能从免疫功能低下的感染宿主向免疫功能正常的未感染宿主传播，并且随后传播至其他个体。Vargas 等最早通过调查与 PCP 患儿密切接触的医护人员和亲属伊氏肺孢子菌特异性扩增子阳性率显示可能存在伊氏肺孢子菌感染宿主想飞感染宿主传播。以此类似，Dumoulin 等免疫功能正常的 BALB/c 小鼠暴露于肺孢子菌感染小鼠 1 天后即可从肺部扩增出肺孢子菌特异性扩增片段（mtLSU 靶基因），但需要同笼饲养 40 天才能用显微镜观察到亚临床感染数量级的肺孢子菌。

（4）从免疫功能正常宿主向免疫功能受损宿主传播　Dunmoulin 等对肺孢子菌一过性定植宿主对易感的免疫功能受损尿素住的传染性进行了研究。在同携带肺孢子菌的免疫功能正常 BALB/c 小鼠密切接触（同笼饲养）40 天后，所有 9 只 SCID 受体小鼠均发现有肺孢子菌特异性扩增子存在。部分暴露于肺孢子菌携带小鼠的 SCID 受体小鼠可见低数量的包囊，这部分肺孢子菌携带小鼠具有最长的肺孢子菌感染小鼠暴露期（达 20 天）。上述研究表明暴露于肺孢子菌感染源的免疫功能正常小鼠至少能造成一过性感染，反过来其可向免疫功能受损的受体鼠传播感染。但是，受体鼠虽有确切的肺孢子菌存在，研究人员未对这些易感鼠发展成显性感染的可能性进行评估。新近，AnCL 等发现暴露于肺孢子菌感染 SCID 小鼠的免疫功能正常 BALB/c 小鼠可获得感染病向其他免疫功能正常小鼠和肺孢子菌易感 SCID 小鼠传播。

3.3.3 肺孢子菌抗体的产生

人源肺孢子菌原发性感染血清学研究证明，健康儿童在其童年就已获得肺孢子菌抗体。有 94% 免疫正常儿童在 4 岁以下就已经获得可检测到的肺孢子菌抗体。免疫感受态婴儿的原发感染是无症状的，提示在出生后很早期就已经接触到肺孢子菌。用DNA扩增技术从健康婴儿非创伤性呼吸道标本中检测到肺孢子菌DNA，为原发性感染提供了有力的证据。健康婴儿可能为肺孢子菌提供了重要的自然储存宿主，并在人与人之间肺孢子菌传播中起重要作用。用组织化学染色法检查肺活检标本发现，原发性人源肺孢子菌感染与婴儿猝死综合征（sudden infant death syndrome，SIDS）有关。用定量法检查一个轻度感染者，其肺孢子菌感染量远远低于免疫妥协的PCP患者。在兔子和豚鼠中也观察到类似的这种轻度感染，它们在断奶时自发地获得感染，随即又可清除感染。肺孢子菌感染与SIDS相关性的意义需进一步研究，确定肺孢子菌感染是否在一些婴儿SIDS的致病中起作用，或者肺孢子菌的出现意味着这些婴儿存在未被认识的免疫缺陷。

3.4 易感人群

PCP易感群体：①艾滋病患者；②患有红斑狼疮等自身免疫性疾病而用免疫抑制药进行治疗的患者；③做过器官移植后使用抗排异药物的患者；④恶性肿瘤患者；⑤免疫力低下小儿和老年患者。

组织学和血清学调查结果显示，一般人群感染率为1%~10%，各年龄组均可感染。WeIsse等报道在未经选择的6岁以下儿童中，43%的肺中查见有肺孢子菌包囊；同一研究表明8%成人的肺孢子菌为阳性。其他报道也表明80%~100%的4岁以下儿童肺孢子菌抗体阳性。在美国PCP可见于1岁以下的婴儿，其中83%有原发性免疫缺陷病，而1岁以上的儿童和成人则多见于白血病患者。PCP是最常见的艾滋病合并感染，在未经PCP预防用药和抗病毒治疗前，70%~80%的HIV感染者会发生这种机会性感染。近年来，随着器官移植、HIV感染者人数增加，本病有上升趋势，但因临床医师对该病的认识不足，尚有许多误诊与漏诊之可能性。PCP的病死率高，早期诊断，早期治疗尤为必要，确诊的依据是找到病原体染色法有Giemse GMS和THO。在患者的病情允许的情况下，增加取材部位和样品量，可以减少误诊机会。支气管镜检查时灌洗液到达的部位以及液体的回收率是影响检出率的重要因素，另外，病人的感染程度也有一定影响。在临床工作中，要根据患者的病史、临床表现以及影像学等辅助检查早期诊断、早期治疗，改善预后。

参 考 文 献

［1］Asmal H S, Mustafa M, Abdullah S, et al. *Pneumocystis* pneumonia among HIV patients in Malaysia ［J］. Southeast Asian Journal of Tropical Medicine Public Health, 2009, 40: 1293 – 1297.

［2］Jensen L, Jensen A V, Praygod G, et al. Infrequent detection of *Pneumocystis jirovecii* by PCR in oral wash specimens from TB patients with or without HIV and healthy contacts in Tanzania［J］. BMC Infectious Diseases, 2010, 10(1): 140.

［3］Enarson P M, Gie R P, Enarson D A, et al. Impact of HIV on standard case management for severe pneumonia in children［J］. Expert Rev Respir Med, 2010, 4(2): 211 – 220.

［4］Mori H, Ohno Y, Ito F, et al. Polymerase chain reaction positivity of *Pneumocystis jirovecii* during primary lung cancer treatment［J］. Japanese Journal of Clinical Oncology, 2010, 40(7): 658 – 662.

［5］Gray D M, Zar H J. Community-acquired pneumonia in HIV-infected children: A global perspective ［J］. Current Opinion in Pulmonary Medicine, 2010, 16: 208 – 216.

［6］Parada J P, Yarnold P R, Uphold C R, et al. Racial variations in care and outcomes for inpatient HIV-related *Pneumocystis* pneumonia［J］. Journal of Health Care for the Poor and Underserved, 2010, 21: 318 – 333.

［7］Catherinot E, Lanternier F, Bougnoux M E, et al. *Pneumocystis jirovecii* pneumonia［J］. Infectious Disease Clinics of North America, 2010, 24: 107 – 138.

［8］Enomoto T, Azuma A, Kohno A, et al. Differences in the clinical characteristics of *Pneumocystis jirovecii* pneumonia in immunocompromized patients with and without HIV infection［J］. Respirology, 2010, 15(1): 126 – 131.

［9］Golab E E. Current epidemiology of *Pneumocystis jirovecii* infections［J］. Przeglad Epidemiologiczny, 2009, 63(3): 353 – 357.

［10］Gianella S, Haeberli L, Joos B, et al. Molecular evidence of interhuman transmission in an outbreak of *Pneumocystis jirovecii* pneumonia among renal transplant recipients［J］. Transplant Infectious Disease, 2010, 12(1): 1 – 10.

［11］Huang L, Crothers K. HIV-associated opportunistic pneumonias［J］. Respirology, 2009,14(4): 474 – 485.

［12］Su Y S, Lu J J, Perng C L, et al. *Pneumocystis jirovecii* pneumonia in patients with and without human immunodeficiency virus infection［J］. Journal of Microbiology Immunology and Infection, 2008, 41: 478 – 482.

第4章 临床表现

PCP 是由肺孢子菌引起的呼吸系统机会性感染。其寄生在肺泡内,成簇黏附于肺泡上皮,在健康宿主体内并不引起症状,而在营养不良、虚弱的早产儿或免疫缺损患者则可引起肺炎,即 PCP。20 世纪 80 年代以来发现 PCP 是艾滋病患者最常见的机会性感染,且为其重要致死原因。其临床特征为发热、干咳、呼吸急促、呼吸困难、鼻翼扇动和发绀等,症状呈进行性加剧,经特效治疗后可迅速恢复。

肺孢子菌广泛存在于人和某些哺乳类动物(如鼠、兔、犬、猫等)肺组织内。隐性、亚临床或潜在性感染相当多见。血清流行病学调查显示 2/3 以上儿童可检得 IgG 抗体。与病人接触的医务人员中 7% ~ 15% 抗体效价升高。病人和隐性感染者为本病传染源。主要通过空气飞沫传播。健康人感染后一般不发病。肺外肺孢子菌病在艾滋病发现前甚为少见。但近 10 余年来肺外肺孢子菌感染已引起重视,其发生率为 1% ~ 3%。肺孢子菌可经血液、淋巴液播散至淋巴结、脾、肝、骨髓、视网膜、皮肤等。

PCP 潜伏期多数为 1 ~ 2 个月,多起病急,临床表现主要有发热、干咳、气促和呼吸困难,最终导致呼吸衰竭。未治疗者数日内死亡。发热见于 86% ~ 100% 的 PCP 患者,可为低热,多为高热不退;70% 左右有慢性咳嗽,常表现为干咳,部分有咳痰;78% ~ 87% 有气短或呼吸困难;71% ~ 87% 有严重的低氧血症。此外,还可有脉搏增快、寒战、咽痛、发绀等症状。最典型的临床表现是发热、进行性呼吸困难甚至发绀。体格检查肺部阳性体征少或可闻及少量散在的干湿啰音,体征与症状的严重程度往往不成比例,为该病的典型临床特征。

潜伏期多数为 1 ~ 2 个月。根据宿主情况临床可分为两种类型:

(1) 流行型 又称婴儿型或经典型(间质性浆细胞性肺炎)。第二次世界大战期间,孤儿院曾发生流行。多发生在早产儿、营养不良体质虚弱或先天免疫缺陷的婴幼儿,尤其易在孤儿院或居住拥挤的环境中发生流行。目前已经很少见。高发于出生后 6 个月内。Bakeera 等报道的 20 例儿童 PCP 中 12 例(60%)小于 6 个月。本型症状出现较为缓慢,逐渐加重。最先出现全身不适,早期有厌食、消瘦、腹泻、低热、呼吸增快,稍后有干咳,数周后才出现呼吸道症状,有呼吸增快、干咳、呼吸困难并进行性加重，表现为鼻翼扇动、眼周和唇周青紫、肋间隙凹陷。患儿体温正常或仅有低热，有食欲减退或拒食、心动过速、腹泻等症状。肺部体征很广，X 线胸片可见双肺弥漫性浸润灶。听诊时啰音不多，1～2 周内呼吸困难逐渐加重。患儿症状虽重，但肺部体征相对轻微。肺部体征少与呼吸窘迫症状的严重不成比例，为本病特点之一。病程 10 余天至 2 个月不等，如不治疗有 25%～50% 患儿死亡。患儿可并发纵隔气肿或气胸，常死于呼吸衰竭。国内已有报道，但未见到病原证实。

（2）散发型　又称为儿童-成人型或现代型、免疫抑制型。多见于有免疫缺陷（先天或后天获得）的儿童或成人。先天性免疫功能不全，大量的免疫抑制药、抗肿瘤药物及放射线照射等的应用易诱发本病。在患者免疫功能低下的情况下发病最多。国外曾报道 PCP 是艾滋病患者最常见的并发症，其中艾滋病成人患者感染率为 59%，儿童患者为 81%，是艾滋病患者主要死亡原因之一。由于艾滋病的流行，全世界的本病发病率逐年明显上升。潜伏期视原有的基础疾病而异，常不能确定。有报道认为其潜伏期（从接受免疫抑制药到肺炎发生）为 16～100 天，多为 40～50 天，艾滋病患者发生 PCP 时起病较为缓慢，初期表现为乏力、食欲下降、体重减轻，以后逐渐出现干咳、呼吸急促和发热；体温一般为体热，少数可达 38～39℃；部分患者有痰，偶可咯血，亦可有胸痛和腹痛的表现。长期应用免疫抑制药的患者可急剧起病，表现为突发高热伴持续性干咳；也有以咳嗽为首发症状，体温正常或低热者，随后出现胸痛、进行性呼吸困难、发绀，最终导致呼吸衰竭，患者少有咳痰、咯血症状。肺部体征轻微或缺如。少数病人有呼吸音粗糙、捻发音、肺气肿与气胸、少量胸腔积液。很少有湿性啰音及肺实变。未经治疗的患者病情严重，常于 4～8 天死亡。本型的病理变化为肺间质淋巴细胞浸润为主。

免疫功能极度低下的患者可发生肺外肺孢子菌感染。有时用雾化吸入戊烷脒治疗和预防 PCP 时，肺内的虫体被杀死，而血内药物浓度不高，也能使肺孢子菌向全身各处播散，累及肺外组织。此时患者可出现发热、出汗、外耳道息肉、乳突炎、脉管炎、脉络膜炎及继发性皮肤损伤和指（趾）坏死、小肠梗阻、胃十二指肠巨大包块、腹水、肝脾淋巴结肿大、甲状腺炎等临床症状，累及骨髓时可出现血细胞计数减少。

临床症状在非 HIV 感染者，PCP 平均 3～6 天便会出现急骤的状态。主要症状为干咳和进行性呼吸困难，可无发热现象。在艾滋病患者中临床症状常为潜在性的，发热和呼吸困难症状往往要持续数周。HIV 感染者与非 HIV 感染者相比较，症状虽大致相同，但从发病到诊断之间的时间却不同。HIV 感染者特征性病变为气胸。气胸在流行初期的 PCP 患者中比较少见，但最近在发病时或治疗中治疗后已成为经常可见的变化。与症状相比，病理学所见较缺乏。HIV 感染者大约有 30% 患者能听到啰音。在艾滋病患者 PCP 最常见的临床表现是伴有干咳的进行性呼吸困难，发热（常为低热）和体重减轻。艾滋病患者的 PCP 发病特征为隐袭性发病，并比其他免疫缺陷病多见，气急表现 3～4 周为 1 个周期。在检查中，发热和呼吸急促是常见的，而肺部听诊也许是正常的，或仅在肺底发现捻发音。

PCP 临床特点为进行性呼吸困难、发热和干咳，某些患者可以表现为胸骨后紧束感，突然加重的呼吸困难和胸痛提示可能存在气胸，有的患者可以表现为咯血。体格检查往往可以发现呼吸急促和心动过速，但肺部听诊往往正常。多数患者在胸部 X 线片上表现为双侧间质渗出，逐渐进展为肺泡渗出性改变。部分患者可以表现为单发或多发结节影、局限性气肿、纵隔气肿，对于雾化吸入戊烷脒的患者可以表现为上叶渗出性改变。胸腔积液和纵隔内淋巴结肿大罕见。10% 以上患者胸部 X 线片可以表现为完全正常。PCP 的放射学表现往往滞后于临床恶化和改善，特别对于糖皮质激素治疗和粒细胞缺乏患者。对于艾滋病患者合并 PCP 时，感染初期病死率为 10%～20%，但如果病情加重需要机械通气时其病死率会显著上升，尤其儿童。非艾滋病患者往往在免疫抑制药冲击治疗时感染肺孢子菌，相对于艾滋病合并 PCP 患者，其中性粒细胞明显升高，但肺内肺孢子菌数量相对较少。非艾滋病患者其合并 PCP 病死率达 30%～60%，合并恶性肿瘤患者其死亡率要高于移植后和结缔组织病患者。

参 考 文 献

［1］ Xu K F, Lu W, Li L, et al. Pulmonary complications in patients with AIDS: Areport from a Beijing hospital［J］. Respirology, 2000, 5(4): 419 – 421.

［2］ Pagano L, Fianchi L, Mele L, et al. *Pneumocystis carinii* pneumonia in patients with malignant haematological diseases: 10years, experience of infection in GIMEMA centres［J］. British Journal of Haematology, 2002, 117(2): 379 – 486.

［3］ 沈比先. 艾滋病人卡氏肺囊虫肺炎的影像学诊断［J］. 临床放射学杂志, 2000, 19(5): 278.

［4］ Wazir J F, Ansari N A. *Pneumocystis carinii* infection. Update and review［J］. Arch Pathol Lab Med, 2004, 128(9): 1023 – 1027.

［5］ Datta D, Ali S A, Henken E M, et al. *Pneumocystis carinii* pneumonia: The time course of clinical and radiographic improvement［J］. Chest, 2003, 124(5): 1820 – 1823.

［6］ Curtis J R, Yarnold P R, Schwartz D N, et al. Improvements in outcomes of acuter espiratory failure for patients with human immunodeficiency virus-related *Pneumocystis carini* ipneumonia［J］. American Journal of Respiratory and Critical Care Medicine, 2000, 162(2): 393 – 398.

［7］ Ansari N A, Kombe A H, Kenyon T A, et al. Pathology and causes of death in a series of human immunodeficiency viruspositive and -negative pediatric referral hospital admissions in Botswana［J］. Pediatric Infectious Disease Journal, 2003, 22(1): 43 – 47.

［8］ Ansar N A, Kombe A H, Kenyon T A, et al. Pathology and causes of death in a group of 128 predominately HIV-positive patients in Botswana, 1997 – 1998 [J]. The International Journal of Tuberculosis and Lung Disease, 2002, 6(1): 55 – 63.

[9] Miller R F, Allen E, Copas A, et al. Improved survival for HIV infected patients with severe *Pneumocystis jirovecii* pneumonia is independent of highly active antiretroviral therapy [J]. Thorax, 2006, 61 (8): 716 – 721.

[10] Sepkowitz K A. Opportunistic infections inpatients with an dpatients without acquired immunodeficiency syndrome [J]. Clinical Infectious Diseases, 2002, 34(8): 1098 – 1107.

[11] Gruden J F, Huang L, Turner J, et al. High-resolution CT in the evaluation of clinically suspected *Pneumocystis carinii* pneumonia in AIDS patients with normal, equivocal, or nonspecific radiographic findings [J]. American Journal of Roentgenology, 1997, 169(4): 967 – 975.

[12] Rabodonirina M, Cotte L, Boibieux A, et al. Detection of *Pneumocystis carinii* DNA in blood specimens from human immunodeficiency virus-infected patients by nested PCR [J]. Journal of Clinical Microbiology, 1999, 37(1): 127 – 131.

第 5 章 实验室及其他检查

目前人们已经掌握了针对 PCP 的有效治疗方法，如能及时诊断将有效提高患者的预后。但肺孢子菌尚无有效的体外培养系统，因此从患者痰液或支气管肺泡灌洗液中检出肺孢子菌的滋养体或包囊是诊断 PCP 的直接证据。随着分子生物学的进展，常规聚合酶链式反应（Polymerase Chain Reacting，PCR）、巢氏 PCR、实时定量 PCR、边缘系统相关膜蛋白（LAMP）等方法以其敏感性高等优点逐步应用于 PCP 的实验室诊断。此外，一些血清学标志物在辅助诊断 PCP 中的积极作用也逐步被认识。

5.1 病原学诊断

目前，病原学诊断仍为 PCP 诊断最常用的可靠方法，以检出包囊或滋养体作为诊断 PCP 的依据。常用的肺孢子菌染色方法包括环六甲基四胺银（Grocott's methenamine-silver，GMS）染色、改良 GMS 染色、甲苯胺蓝 O（TBO）染色、Giemsa 染色、Wrights 染色、瑞-姬（Wright-Giemsa）染色、荧光白（Calcofluor-White）染色、免疫荧光染色（immunofluorescence，IF）等。其中 GMS 和 TBO 染色使肺孢子菌包囊着色，部分囊壁可见括号状结构，虫体容易辨认，因而应用最广。Giemsa 及 Wrights 方法主要染色滋养体和包囊内小体，易与其他真菌鉴别，但该染色方法可使虫体周围背景着色，对比度差，容易漏检，且常需在油镜下辨认虫体。姬氏染色法油镜下可见，包囊呈圆形或椭圆形，囊壁不着色，囊内小体 4 ~ 8 个，呈紫红色；滋养体的体积小，染色性同包囊。姬氏染色缺点是背景对比性差，容易漏检，染色时间长。现在常将 Giemsa 及 Wrights 方法进行改良，称为"瑞-姬染色"。此外，Diff-Quik 染色可将肺孢子菌包囊染为紫红或淡蓝色药棉状不规则体，包囊内滋养体清晰可见，阅片时应注意与胞浆内含有含铁血黄素颗粒或碳微粒的巨噬细胞及脱落的肺泡细胞相鉴别。Calcofluor-White（CFW）染色能使支气管肺泡液及分泌物中的肺孢子菌包囊着色，该染色方法简便易行，适用于ICU 患者 PCP 的快速诊断。下文详细介绍其中几种肺孢子菌的染色方法。

5.1.1　检测标本

5.1.1.1　标本类型

肺孢子菌主要侵犯患者肺部，因此所检标本主要为痰液、支气管-肺泡灌洗液（BALF）、支气管刷检物（BB）及肺活检物等。痰液检查简便安全、无损伤，但咳出的痰其肺孢子菌检出率很低（6%～30%）。导痰（IS）方法可使肺孢子菌检出率达到60%～70%，导痰前夜禁食且操作前清洁口腔可使肺孢子菌检出率提高到90%。双侧肺或多肺叶直接定位支气管肺泡灌洗法，检出率可达98%～100%，操作时应将纤维支气管镜的顶端楔入 4 级以下支气管，以保证灌洗到下呼吸道和肺泡成分，本法对患者损伤小，检出率较高，若患者一般状况可耐受纤维支气管镜检查时，宜首先选用。支气管肺泡灌洗和经支气管活检（TBB）结合使用可使肺孢子菌检出率提高到94%以上。开胸肺活检可获得足够的检查标本，故检出率高（约95%），但创伤大，可导致呼吸功能衰竭，手术死亡率较高。目前开胸肺活检一般只在临床高度怀疑为 PCP 而 TBB、BALF 及 IS 检查多次阴性的情况下才考虑采用。经皮针刺吸引肺活检适合儿童患者，优点是快速、安全、不需气管内麻醉。因吸取的肺组织标本量少，检出率较低（约60%），而穿刺肺活检能获得较多的肺组织，检出率较经皮肺针刺吸引术高，但并发气胸、咯血的机会亦相应增多。$P.j$ 菌体可扩散至全身多个脏器如肝、脾、骨髓及淋巴结等，一般在病变部位穿刺获得的标本，如肝脏、甲状腺等穿刺物、胸腔积液、腹水、关节腔积液等涂片中可检出 $P.j$ 病原体。骨髓穿刺涂片检查是诊断早期播散性肺孢子菌肺外感染较可靠的方法。

5.1.1.2　标本处理

临床最常用标本为诱导痰或支气管-肺泡灌洗液。

（1）取 1mL 痰液或支气管-肺泡灌洗液，加入等量 1mol/L NaOH 溶液，于37℃水浴1h。

（2）将处理液分装在 1.5mL 离心管中，6000r/min 离心 10min，弃去上清。

（3）加入生理盐水，混匀后以 6000r/min 离心 10min，弃去上清，重复 3 次。

（4）将沉淀与少许生理盐水混匀后，滴于涂有小牛血清的玻片上，晾干，备用。

5.1.2　GMS 染色法

环六甲基四胺银（GMS）染色是最常用的 $P.j$ 染色方法。包囊壁染成褐色或黑色，部分囊内可呈现一对括弧样结构，这是 $P.j$ 特征性的标志，具有诊断价值。囊内小体不着色，背景淡绿色，对比度强，特异性高，易观察。由于括弧样结构只出现在部分包囊，当感染度低时，以此标志作为判断标准，易导致漏检。标本经 GMS 染色后，部分包囊形态不规则，可能是由于染色过程中加温导致虫体变形或其他原因。因此，建议用恒温温箱进行加热。

5.1.2.1 试剂

生理盐水、无水甲醇、5%过碘酸钠氧化、GMS染液、0.1%氯化金、2%硫代硫酸钠、亮绿染液、95%、99%、100%乙醇、二甲苯等。

5.1.2.2 染色步骤

（1）呼吸道标本处理及涂片制备（见第一节标本处理部分所述）。

（2）环六甲基四胺银（GMS）染色

1）将制备好的涂片经无水甲醇固定。

2）5%过碘酸钠氧化，20℃孵育12min，流水及蒸馏水冲洗数秒，晾干。

3）置GMS染液，60℃孵育90min至标本转为黄褐色，流水冲洗5min，蒸馏水冲洗3～4次。

4）0.1%氯化金退色2～5min，蒸馏水冲洗4～5次。

5）2%硫代硫酸钠分化5min，流水冲洗10min以上，蒸馏水洗2～3次。

6）亮绿复染2min，蒸馏水冲洗数次；95%、99%、100%乙醇逐级脱水各5min。

7）二甲苯透明30min，树胶封片。

图5－1为GMS染色肺孢子菌。

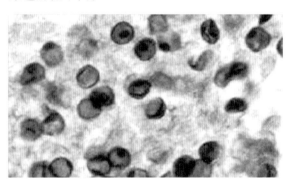

图5－1　GMS染色肺孢子菌

包囊壁染成褐色或黑色，部分囊内可呈现一对括弧样结构，囊内小体不着色。

（http://webdb. dmsc. moph. go. th/ifc_ nih/applications/pics/parasitic2. htmL）

5.1.3 改良GMS染色法

临床实际应用时，常将环六甲基四胺银染色方法进行简化、改良，以提高诊断效率。

5.1.3.1 试剂

（1）将六亚甲基四胺配成3%溶液、硝酸银配成5%溶液、四硼酸钠配成5%溶液、

高碘酸配成1%溶液、铁明矾配成2%溶液、硫代硫酸钠配成2%溶液、氯化金配成
0.2%溶液。以上各溶液均用双蒸水配制。

（2）GMS工作液配制 3%六亚甲基四胺18mL，加5%硝酸银2mL，摇匀变清后，
加5%四硼酸钠2mL，再加双蒸水22mL，混合后即成GMS工作液，该工作液应现用现
配制。

5.1.3.2 染色步骤

（1）1%高碘酸滴于已固定好的涂片上氧化10min，流水冲洗。

（2）2%铁明矾染10min，流水冲洗。

（3）印片放入60℃预热20min的工作液中40min左右开始观察，每5min观察1次，
至玻片上涂片处呈淡褐色即可，流水冲洗。

（4）0.2%氯化金调色3~5min，流水冲洗。

（5）2%硫代硫酸钠固定3min，流水冲洗。

（6）置60℃烤箱内烤干，封片，油镜下观察肺孢子菌包囊。

以上操作均在室温下进行，流水可用自来水或双蒸水代替。

图5-2为BALF标本经改良GMS染色后所见，*P. j* 包囊轮廓清晰，有些包囊可见
典型的括号样结构。

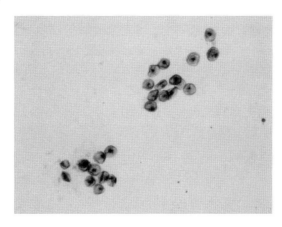

图5-2 改良GMS染色肺孢子菌

5.1.4 甲苯胺蓝O染色法

经甲苯胺蓝O染色后，*P. j* 包囊染成紫红色，圆形或椭圆形，囊内小体不着色。包
囊周围背景为淡蓝色，易于区分，操作简便、快速。

5.1.4.1 试剂

（1）硫酸试剂 将45mL冰醋酸倒入Coplin缸中，Coplin缸提前放在盛有冷水（不

低于 10℃）的塑料桶内；用玻璃吸管缓慢地将 15mL 浓硫酸加入此 Coplin 缸，并用玻璃棒轻轻混匀。然后用凡士林封盖，置于室温，可使用 1 周。

（2）甲苯胺蓝 O 染液　0.3g 甲苯胺蓝 O（52% 染料含有 0.16g 染料）溶于 60mL 蒸馏水，蒸馏水中已加入 2mL 浓盐酸，然后加入 140mL 无水乙醇。室温保存，可使用 1 年。染色均在 Coplin 缸内进行。

（3）其他试剂　95% 乙醇、无水乙醇和二甲苯。当 95% 乙醇不再清澈或比浅蓝色更深时，需要换液。无水乙醇和二甲苯每月更换，或者当液体变浑浊或变为深蓝色时可更换。

5.1.4.2　染色步骤

（1）用镊子将玻片放入硫酸盐试剂中 10min。玻片放入试剂中立即用玻璃棒搅拌，5min 后再次搅拌。

（2）用镊子夹出玻片置于玻片架上，用流动冷水缓缓冲洗 5min。沥干多余水分。

（3）玻片置于甲苯胺蓝 O 中 3min。

（4）将玻片浸入 95% 乙醇（两个染缸）并快速取出，大约 10s，直到干净。其中大部分蓝色染料在第一个缸内脱色。

（5）将玻片浸入无水乙醇（两个染缸）并快速取出，大约 10s，进行进一步脱色。

（6）将玻片浸入二甲苯（两个染缸）并快速取出，大约 10s，直到干净。

（7）用纸巾擦净玻片背面及磨砂区。用无菌玻璃巴氏吸管沿着盖玻片（20mm × 50mm）长边涂上 Permount，然后盖在仍浸有二甲苯的玻片上。

（8）20 倍及 40 倍物镜下观察玻片；盖玻片完全干燥后可用油镜观察。

染色过程大约需要 20min。

图 5-3 中 PCP 大鼠模型肺组织匀浆经 TBO 染色，箭头所指即为肺孢子菌，右下角

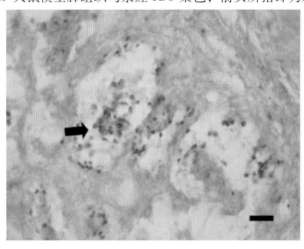

图 5-3　甲苯胺蓝 O 染色肺孢子菌

标尺为 20μm。包囊染成紫红色，圆形或椭圆形，囊内小体不着色。包囊周围背景为淡蓝色，易于区分。

5.1.5　Calcofluor-White 染色法

Calcofluor-White（CFW）能与真菌细胞壁的纤维素和几丁质结合，染色后真菌轮廓和背景对比鲜明（图 5 – 4）。

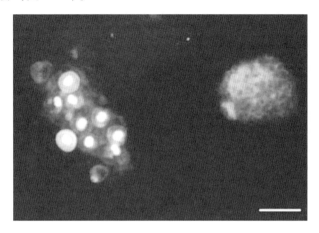

图 5 – 4　Calcofluor-White 染色肺孢子菌（×1000）

注：左为肺孢子菌，右为人的细胞，右下角标尺为 20μm

将 1 滴荧光白试剂 A（calcofluor-white solution A）滴在玻片上，倾斜适当角度使 CFW 工作液扩散覆盖整个标本，室温放置 2min，倾斜玻片用湿纸巾吸去多余的染液，将玻片浸入自来水中5 ~ 10s，倾斜玻片用湿纸巾吸去多余的水分。玻片上留有残余水，封上盖玻片。在荧光显微镜下读片，荧光显微镜配有过滤器模块 UGI（激发波长 330 ~ 380nm，滤过屏障为 520nm）及水银灯用于照明。

5.1.6　瑞-姬染色法

油镜下观察瑞-姬染色后的 *P. j*，包囊呈圆形或者椭圆形，直径 4 ~ 6μm，囊壁不着色，囊内小体 4 ~ 8 个，形态为团块状或新月形，具有紫红色的细胞核，外周围绕少量蓝染的细胞质。查获含 8 个囊内小体的包囊为确诊依据。滋养体染色同包囊，形状不规则，大小为 1 ~ 2μm，有紫红色的细胞核和蓝色的细胞质，或散在分布，或聚集成群，但因其体积太小而不易见到或难以分辨。该染色方法缺点是虫体周围组织也染上同样颜色，缺乏对比，易漏检。

5.1.6.1　试剂

（1）染液配制　取瑞氏染色粉 0.6g，姬姆萨染色粉 1g，一同放入乳钵内，加入甘油 10mL，充分研磨。然后倾入有色瓶中，加甲醇 500mL 混匀即可使用。

（2）缓冲液　取 1% 磷酸氢二钠液 20mL，1% 磷酸二氢钾液 30mL，加蒸馏水至 1000mL 充分混合待用。

5.1.6.2　染色步骤

肺泡灌洗液涂片和肺组织印片于室温下干燥，水平放置，将瑞氏染液直接滴于玻片标本上，使染液覆盖整个标本，20～25℃，1～2min，然后加数滴新配制的 1∶20 姬氏染液（稀释液为 pH 7.0～7.2 的磷酸盐缓冲液），静置 20～25min，玻片经流水冲洗数秒，室温干燥，油镜下观察（图 5－5、图 5－6）。

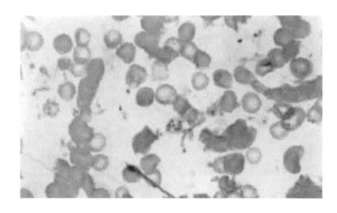

图 5－5　瑞-姬染色肺孢子菌包囊

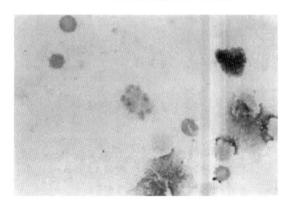

图 5－6　瑞-姬染色肺孢子菌滋养体

5.1.7　免疫荧光法

免疫荧光（immunofluorescence，IF）多克隆抗体免疫荧光法检测肺孢子菌敏感性好，无论是包囊还是前包囊都显示苹果绿荧光色。

5.1.7.1 试剂

特异性多克隆抗体为抗肺孢子菌囊壁抗原抗体，工作浓度1:40。荧光抗体结合物为DTAF（dichlorotriazinyl amino fluorescein）和羊抗兔IgG的F(ab)₂结合物，工作浓度1:100。

5.1.7.2 染色步骤

将前述涂片晾干后经甲醇固定、吹干，然后滴加20mL单克隆抗体，置37℃孵育15min，吐温-PBS洗2次，吹干。滴加荧光抗体结合物20μL，置37℃孵育10min，吐温-PBS洗2次，加甘油封盖剂及盖玻片，荧光显微镜下观察。阳性判断标准：虫体呈苹果绿荧光色，受检标本包囊数大于4。每

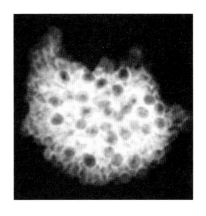

图5-7 免疫荧光染色肺孢子菌
摘自：http://www.dpd.cdc.gov

次测定均设阳性和阴性对照。阳性对照样品每10μL中含100个肺孢子菌（图5-7）。

5.2 分子生物学诊断

分子生物学方法的应用大大提高了肺孢子菌的检出率，不仅在免疫抑制患者如HIV感染者、长期应用激素或免疫抑制药的患者体内可以检测出肺孢子菌DNA，还可以在免疫功能正常的肺部疾病患者或儿童体内检出。

5.2.1 定性PCR方法

5.2.1.1 材料

蛋白酶K、Taq DNA聚合酶、10×Buffer、25mmol/L MgCl₂、10mmol/L 4×dNTP、无菌去离子水、琼脂糖、1×TAE缓冲液、Loading Buffer等。

5.2.1.2 方法

（1）DNA提取

1）取1mL痰液或支气管-肺泡灌洗液（BALF），加入等量1mol/L NaOH溶液，于37℃水浴1h。

2）将处理液分装在1.5mL离心管中，6000r/min离心10min，弃去上清。

3）加入生理盐水，混匀后以6000r/min离心10min，弃去上清。重复3次。

4）吸去上清液后，加入60μL裂解液（含蛋白酶K），混匀，60℃水浴1h。

5）经沸水煮沸15min后，6000r/min离心15min，上清为DNA。

（2）PCR扩增目的片段

1）PCR引物 扩增肺孢子菌线粒体大亚基rRNA基因片段346bp。

正向引物: 5'-GATGGCTGTTTCCAAGCCCA-3'。

反向引物: 5'-GTGTACGTTGCAAAGTACTC-3'。

2) 反应体系

表 5-1 PCR 反应体系各成分

成　分	体　积
10 × Buffer	2.5μL
25mmol/L MgCl₂	2.5μL
10mmol/L 4 × dNTP	2.0μL
20μmol/L 引物	各 1.5μL
3U/μL Taq 酶	1μL
模板 DNA	2.5μL
无菌去离子水	补至 25μL

3) 反应条件 预变性 94℃ 5min; 变性 94℃ 1min, 退火 55℃ 1.5min, 延伸 72℃ 1.5min, 40 个循环; 72℃ 延伸 7min。

(3) 琼脂糖凝胶电泳 (AGE) 鉴定

1) 用 1×TAE 缓冲液制备含 0.5μg/mL 溴化乙啶 (EB) 的 1.5% 琼脂糖凝胶。

2) 取 10μL 扩增产物与 2μL Loading Buffer 混匀后点样于琼脂糖凝胶孔中。

3) 于 1×TAE 电泳缓冲液中进行电泳, 电流为 80mA。

4) 35min 后停止电泳, 取出凝胶置于凝胶成像系统进行扫描, 并应用 Quantity One 图像分析系统保存图像 (见图 5-8)。

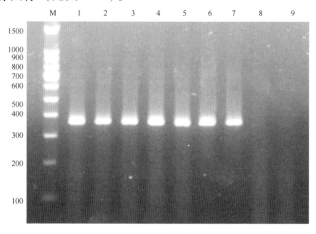

图 5-8 定性 PCR 检查肺孢子菌

注: M—DNA 分子标志物; 1~6—标本; 7—阳性对照; 8—阴性对照; 9—空白对照

5.2.2　实时定量 PCR 方法

实时定量 PCR 是近年来发展的一种精确、敏感、污染少的核酸定量技术，其在致病微生物定量检测领域发展前景良好。

5.2.2.1　实时定量 PCR 的原理

实时定量 PCR 技术是通过在 PCR 反应体系中加入荧光基团，利用荧光信号的变化实时检测 PCR 扩增反应中每一个循环扩增产物量的变化，通过 Ct 值和标准曲线对起始模板进行定量分析。Ct 值（cycle threshold，Ct）即循环阈值，代表 PCR 扩增过程中扩增产物的荧光信号达到设定阈值时的扩增循环次数，它与模板的起始拷贝数的对数存在线性关系，模板 DNA 量越多，荧光信号达到阈值的循环次数就越少，即 Ct 值越小。利用已知起始拷贝数的标准品可做出标准曲线，只要获得未知样品的 Ct 值，即可从标准曲线上计算出该样品的起始拷贝数。

荧光信号常通过探针来实现，运用较多的是 Taq Man 探针。探针 5′端标记一个荧光报告基团，3′端标记一个荧光淬灭基团。当探针完整时，由于报告基团和淬灭基团发生荧光共振能量转移（FRET），所以检测不到该探针 5′端荧光基团发出的荧光。在 PCR 扩增过程中，由于 Taq 酶的 5′-3′外切酶活性将探针 5′端连接的荧光基团从探针上切割下来游离于反应体系中，不能发生 FRET 而发出荧光信号。这个过程中切割的荧光分子数与 PCR 的产物量成正比，因此根据 PCR 反应液的荧光强度即可计算出初始模板的数量。

5.2.2.2　实时定量 PCR 诊断 PCP 的方法学

（1）基因位点的选择　PJ 多种基因位点可用于实时定量 PCR 检测，如编码二氢蝶啶合成酶（DHPS）、二氢叶酸还原酶（DHFR）、主要表面糖蛋白（MSG）、热休克蛋白（HSP70）、β-微管蛋白（β-tubulin）、丝氨酸内切酶（kex-1）、细胞分裂周期蛋白 2（cdc2）、内转录间隔区-2（ITS-2）等基因。检测标本可为患者的支气管肺泡灌洗液（BALF）、漱口水、诱导痰等。表 5 - 2 为常用基因位点的诊断价值。

表 5 - 2　实时定量 PCR 检测 PJ 不同基因位点的诊断价值

基因位点	标本	例数	敏感性（%）	特异性（%）	注　　释
β-tubulin	BALF	186	100	93.9	cut-off 值对应的循环数为 33 循环
cdc2	BALF	214	100	100	以 PCR 结果为定量值，且均为 ICH 患者，因此特异性可能偏高
DHFR	BALF	129	100	97	PJ 基因载量低时，敏感性低（82%）

基因位点	标本	例数	敏感性（%）	特异性（%）	注　　释
DHPS	BALF	213	94	96	特异性以检测到 1 拷贝/μL 为检测低限
HSP70	BALF	136	98	96	cut-off 值约为 10 拷贝/reaction
ITS-2	痰	86	82.4	98.6	cut-off 值为 30 拷贝/tube
kex-l	BALF	186	100	92.4	cut-off 值对应的原始 BALF 浓度为 320 拷贝/mL
MSG	BALF	173	100	84.9	无

　　msg 基因是 PJ DNA 多拷贝基因，经 PCR 扩增之后对原始反应模板有极大的放大效应，用于定性 PCR 检测敏感性高，但用实时定量 PCR 检测则不够准确。kex-1 是单拷贝基因，编码丝氨酸内切蛋白酶，为 PJ 所特有。DHPS 基因突变与磺胺类药物及氨苯砜耐药有关，而基因突变会影响检测的敏感性及定量的可靠性。DHFR 与核糖体 DNA（r5.8S）基因均为单拷贝基因，高度保守，Bandt D. 等比较了二者用于实时定量 PCR 检测 PJ 的敏感性和特异性，结果显示 DHFR 基因的敏感性、特异性略高。HSP70 基因也是一个保守基因，不易丢失，故检测时敏感性不会下降，并可特异性检测 PJ，与其他种类肺孢子菌（如小鼠源肺孢子菌）无交叉。HSP70 基因处于保守编码区，比保守非编码区及高度多样性蛋白基因如 msg 更适用于实时定量 PCR 检测，有望用于临床 PCP 的诊断。

　　（2）标准品的制备　提取 PJ 基因组 DNA，以此为模板常规 PCR 扩增目的基因片段；纯化回收 PCR 产物中的目的片段，并将其插入质粒载体中，再转化入感受态细胞进行增殖；最后提取重组质粒。经紫外分光光度计测定含有目的基因片段的重组质粒 DNA 在 260nm 处的光密度值，计算 DNA 含量并换算为拷贝数。将已知起始拷贝数的质粒标本做 10 倍连续稀释即为标准品。用实时定量 PCR 特异性引物、探针扩增标准品，得到各已知起始拷贝数标准品的 Ct 值，即可画出标准曲线。每一轮实时定量 PCR 过程均需对标准品进行测定。

5.2.2.3　实时定量 PCR 诊断 PCP 的特点

　　（1）快速　实时定量 PCR 在扩增过程中收集用于分析的数据，省去了常规 PCR 凝胶电泳判读结果的时间，并且每一步反应的时间均较短，因此全程用时较短。Arcenas 等建立的实时定量 PCR 过程包括标本的提取、cdc2 目的基因的扩增等步骤，完成时间只需要 3h。Brancart 等建立的实时定量 PCR 方法检测 BALF 标本中 PJ DNA，实验过程能在 4h 内完成。Strutt 等以 msg 基因为靶位检测 PJ DNA，核酸提取及实时定量 PCR 的反应步骤能在 2h 内完成，而常规 PCR 多在 5h 以上。

（2）定量 常规 PCR 在反应结束后收集产物，经过凝胶电泳紫外光下所见判读结果，属于定性。实时定量 PCR 则是通过收集反应指数增长期的数据，以荧光信号的强弱直接反应扩增产物的增长，呈现一个动态过程。通过数据分析，可得出原始反应模板（PJ DNA）的含量，特别是当实时定量 PCR 方法检测 DHFR、ITS-2 等单拷贝、高度保守的基因时，实验所得数值即为 PJ 绝对含量。此种精确地定量检测使研究菌体负荷与疾病进展的关系成为可能，可以依靠阈值区分无症状 PJ 携带状态或是 PCP 的显性感染。如 Larsen 等应用定量降落式实时 PCR 诊断 PCP，检测 PCP 及非 PCP 患者的下呼吸道标本和漱口液中的 PJ msg 基因，PCP 患者下呼吸道标本及漱口液中的平均 msg 基因量分别为 938(2.4~1040000) 和 49(2.1~2595)拷贝/管，均高于非 PCP 患者下呼吸道标本及漱口液中的平均 msg 基因量［2.6(0.3~248)拷贝/管和 6.5(2.2~10)拷贝/管］。

（3）敏感性与特异性 荧光探针的使用增加了 PCR 检测的特异性。表 5-2 所列的几种实时定量 PCR 方法，其敏感性和特异性均较高。Alvarez-Martinez 用实时定量 PCR 与巢氏 PCR 检测 BALF 样本中的 PJ DHPS 基因，结果证实两种方法的敏感性相同（94%），而特异性分别为 96% 和 81%，差异具有统计学意义（$P = 0.015$）；实时定量 PCR 假阳性率仅为 4%（3/70），而巢氏 PCR 则为 19%（13/70），这可能与巢氏 PCR 反应过程容易造成污染有关，而实时定量 PCR 因其反应过程封闭，反应完成后再无其他后续操作，能很好地避免污染。Fujisawa 等用实时定量 PCR 方法检测 PJ ITS-2 基因，阳性预测值（positive predictive value）为 93.3%，而定性 PCR 仅 53.6%。Bandt 等以 DHFR 为靶基因，用实时定量 PCR 检测 37 种临床常见微生物，均未检出 DHFR，其特异性高于核糖体 DNA 检测。Arcenas 等以 cdc2 为靶基因用实时定量 PCR 检测 PJ DNA，敏感性比 Calcofluor-White 染色法高 21%；检测 79 种纯培养细菌、真菌及人 MRC-5 细胞和肺炎支原体，均无交叉反应。Linssen 等对比三个实验室实时定量 PCR 检测 BALF 样本中 PJ 的结果，证明不同实验室间实时定量 PCR 检测方法有高度的一致性。

5.2.2.4 实时定量 PCR 诊断 PCP 的应用价值

（1）区分定植与感染 在无症状感染者的呼吸道样本中检出 PJ DNA 表明病原体已在人体内定植（colonization）。越来越多的研究证实定植是肺孢子菌生活史的重要部分，在临床上具有重要意义。儿童、HIV 感染者、非 HIV 免疫抑制患者、慢性肺疾病患者、医护人员都是肺孢子菌定植的易感者。某些疾病，如婴儿猝死综合征（SIDS）、慢性阻塞性肺病（COPD）与 PJ 定植感染有关。有 PJ 定植的人群似乎成为保存、传播 PJ 的病原体库，但是 PJ 定植与 PCP 发展、传播之间的关系尚未确定，仍有待于进一步研究。Flori 等应用实时定量 PCR 检测 PJ DNA 含量，发现所有 PCP 病例 DNA 拷贝数均 $>10^3$，用其作为 cut-off 值，即分界点，可使特异性从 84.9% 增加至 98.6%，而对其敏感性没有影响；所有染色镜检阳性的标本其 DNA 拷贝数均 $>10^4$。尽管 PCP 患者与 PCP 携带者 DNA 拷贝数分界很明显，但 DNA 拷贝数在 $10^3 \sim 10^4$ 之间也有一些重叠。DNA 拷贝数 $< 10^3$ 可能处于一种慢性携带状态，在这种情况下，患者可能处于活动 PCP 早期状态，所以随访很必要。Bandt 等以 *DHFR* 基因为靶位，用实时定量 PCR 检测 BALF 标本中 PJ DNA 含量，结果显示，*DHFR* DNA 含量 < 10 拷贝/reaction 时为无症状携带状态，> 100 拷贝/reaction 时怀疑 PCP 感染，> 1000 拷贝/reaction 时则可确诊为 PCP。Fujisawa 等将 cut-off 值设定在 30 拷贝/reaction（原始标本 1500 拷贝/mL），特异性高达 98.6%，能区分临床 PCP 感染与常规 PCR 假阳性结果，其敏感性达 83.4%。Huggett 等依据 ROC 曲线分析，将 cut-off 值设为 10 拷贝/reaction，其敏感性为 98%，特异性为 96%，用此来区分 PCP 感染与定植。

另外，非 HIV 感染 PCP 患者呼吸道标本中 PJ DNA 含量低于 HIV 感染者，因此确定实时定量 PCR 检测方法的 cut-off 值时应区分这两种 PCP 患者人群。此外，不同的标本（BALF 或是诱导痰）PJ DNA 含量亦不相同，因此 cut-off 值的设定也应考虑到标本种类等因素。

（2）监测疗效　用实时定量 PCR 监测同一患者不同时期呼吸道标本中 PJ 的含量可动态监测 PCP 感染的进展及药物治疗后病情的好转。由于所收集的 BALF 标本浓度与肺泡灌洗所用生理盐水的量有直接关系，因此存在对同一患者不同时期收集的一系列标本的标准化问题。Bandt 等用实时定量 PCR 检测同一肾移植患者术后第 93 天、97 天、104 天、111 天、120 天、133 天 BALF 中的 PJ 基因，结果分别为 6538 拷贝/reaction、3779 拷贝/reaction、40610 拷贝/reaction、1035 拷贝/reaction、0 拷贝/reaction，第 104 天时 PJ 基因含量骤然增高；然而用人清蛋白基因（human albumin gene）作为管家基因标准化后结果分别是 3650 拷贝/reaction、2078 拷贝/reaction、1953 拷贝/reaction、176 拷贝/reaction、0 拷贝/reaction，得出的实际 PJ 基因含量呈递减过程；因此以人的基因作为管家基因对标本进行标准化，可使结果更可靠。

（3）流行病学调查　人类是否为 PJ 的保存宿主，目前仍存有争议。以往常应用血清学方法进行 PJ 感染的人群分布调查，但其阳性率较高，如喀麦隆的一项研究显示，在随机收集住院及门诊患者 349 份血清标本中，经 ELISA 检测 82% 的标本呈 PJ 抗体阳性。鉴于实时定量 PCR 方法的特异性高、步骤简单、污染少等优点，丹麦的一项研究应用此法回顾性分析了来自 422 名急性呼吸道感染住院婴儿的 458 份鼻咽抽吸物标本，结果发现 67 名患儿阳性，其中 50 ～ 120 日龄患儿中有 48% 可检出 PJ DNA，所占比例最高；上呼吸道感染患儿检出 PJ DNA 是下呼吸道感染的 2 倍；推测婴儿早期原发 PJ 感染表现为自限性上呼吸道感染。此项对婴儿的研究结果提示，婴儿早期的原发 PJ 感染可能成为日后人类感染的病原体库。而法国的一项研究表明，用实时定量 PCR 可从 PCP 患者周围不同距离的空气中定量检测出 PJ 基因，故 PJ 有经空气直接传播的危险。

（4）其他　实时定量 PCR 作为一种定量的方法尚用于 PCP 的其他研究中，如 Vestereng 等应用实时定量 PCR 检测样本中的鼠源肺孢子菌（*P. carinii*），发现未经免疫抑制的健康动物在与感染有肺孢子菌的免疫抑制动物接触后，2～3 周可检测到肺孢子菌，5～6 周时病原体负荷量可达高峰，7～9 周病原体被清除，健康动物 *P. carinii* 负荷峰值远远低于免疫抑制动物肺孢子菌负荷峰值。这一结果对于宿主抗肺孢子菌的免疫机制研究及其肺孢子菌在宿主体内的致病过程的研究具有重要意义。

　　总之，实时定量 PCR 技术能快速、敏感、特异地检测肺孢子菌，随时跟踪监测治疗效果，指导临床用药，有助于流行病学研究及其他基础生物学研究。然而，该方法对实验室设备要求较高，实验费用亦高，使其广泛应用受限。另外，文献报道的实时定量 PCR 方法大多以 BALF 为标本，而进行肺泡灌洗具有一定侵袭性，在患者全身衰竭、耐受力差等情况下获取 BFLF 较困难，因此以临床易获得标本如诱导痰、漱口水等为基础建立实时定量 PCR 检测方法，更有利于临床应用及推广。将实时定量 PCR 常规用于 PCP 的实验室诊断，仍需要进行大量的实验研究。

5.2.3　环介导恒温扩增法

　　环介导恒温扩增法（loop-mediated isothermal amplification，LAMP）技术是一种新的核酸扩增方法。它使用具有链置换活性的 Bst DNA 聚合酶（Bst DNA polymerase），针对目的基因上 6 个不同区域设计 4 种引物，在恒温条件下进行核酸扩增，无需模板的热变性、长时间温度循环、后续的电泳和紫外光下观察等过程。具有简便、快速、特异、敏感等特点，可用于真核生物、原核生物等多种生物的 DNA/RNA 扩增。近几年，研究者正在探索该方法在 PCP 诊断中的应用价值。

　　反应体系包括：10 × Thermopol 反应缓冲液、dNTP、$MgCl_2$、外引物、内引物、Bst DNA 聚合酶，按照比例混匀，加入基因组 DNA（模板）及双蒸水，共 20μL。63℃恒温水浴 1h，80℃灭活 5min。取 5μL 进行 1.5% 琼脂糖凝胶电泳，观察结果。

　　LAMP 是一种特殊的核酸扩增方法，经恒温水浴（约 65℃）30～60min 即可完成 10^9～10^{10} 拷贝的扩增，敏感性较高。设计合理的引物、优化反应条件、并避免污染是将该方法应用于临床诊断 PCP 的前提。

5.3　胸部 X 线及 CT 检查

　　PCP 的胸部 X 线及 CT 表现均为双肺弥漫性渗出性病变，呈斑点状、片状或网状，其特点是病变主要分布在肺门周围，而边缘肺野及肺尖清晰，但病灶可由肺门区向肺野周围发展，有明显的融合趋势。这种改变可能是因为病原体沿支气管气道离心性扩散所致。在早期弥漫性渗出病灶呈肺腺泡状分布，类似于间质性病变，呈网状、斑点状，但病变发展极快，3～4 天后病变融合才出现典型的肺泡渗出性病变的特征，过去一直认为是间质性肺炎，但实际上急性 PCP 主要是肺泡和含气腔隙的渗出、实变伴有少量的浆细胞浸润。X 线平片往往在起病 1 周以后出现双侧间质弥漫性网格状、条索状或斑点颗粒状阴影，自肺门向外扩散，以后可融合成结节或云雾状，或有空洞形成，但 10%～20% 的病人 X 线正常。高分辨 CT 较普通胸部 X 线片更敏感。CT 扫描示两肺斑片状对称性分布的毛玻璃样阴影，有时为双侧性气腔实变。X 线平片或 CT 检查虽不能做病原诊断，其动态观察可对 PCP 的诊断和疗效有很大帮助。

在艾滋病病人肺部疾病的诊断中，胸部 X 线检查是重要的一步。只有 5% 的病例胸部 X 线片是正常的。最常见的异常表现是双侧从肺门到肺周的间质和肺泡间质进行性的浸润，而纵隔和胸膜无异常。在未治疗或治疗最初阶段，肺间质浸润可加重，随着病情进展，可能发生肺实变，用肺泡支气管造影和全肺造影检查可观察到病变。也可发生不典型的 PCP，肺部 X 线表现有局部的浸润、空洞样损害、独立的肺结节、自发性气胸及胸腔积液。局部浸润在肺上叶显著，主要出现在对戊烷脒雾化无效病人。纵隔或肺门淋巴结肿大很少见，后者常与淋巴瘤及伴发的感染如分枝杆菌病有关。用 CT 可很好地评估肺实质的病变。在典型病例中表现为双侧毛玻璃样浸润，胸部 X 线片中看不到这种改变，在两肺这种浸润可以是致密均匀的斑片样改变。肺实质的破坏，CT 上表现为肺尖部的肺大泡及广泛的肺气肿样改变。在全肺常可见到小的薄壁样囊肿也是 PCP 的常见表现。肺孢子菌在肺外的感染，CT 或超声上表现为多发的脓肿样损害，大小在几毫米到几厘米，主要在脾脏，有时在肝脏。也可检查出肿大的淋巴结、脾脏、肝脏、肾脏的点状病变以及轮状钙化病变等。X 线无特征性改变。

对于艾滋病患者、恶性肿瘤接受抗癌治疗或器官移植后接受免疫抑制药治疗者、未成熟儿、营养不良和衰弱婴儿等在病程中出现无明显原因的发热、干咳、呼吸急促等症状时应考虑本病的可能，尤其病人呼吸困难症状明显而体征甚少时应高度警惕本病。

5.4　血清学诊断及其他实验室检查

5.4.1　血清学诊断

近年来，研究者不断探索血清学标志物在 PCP 诊断中的应用意义，如：（1→3）β-D-glucan（BDG）、S-腺苷甲硫氨酸（S-adenosylmethionine，AdoMet）、KL-6、SP-A（surfactant protein A）、SP-D（surfactant protein D）、C 反应蛋白（C-reactive protein，CRP）、乳酸脱氢酶（lactate dehydrogenase，LDH）等，以期促进 PCP 的早期诊断并及时治疗。

其中研究最为广泛的是 BDG。BDG 是大部分真菌细胞壁的结构成分，但并非肺孢子菌的特异结构。有些研究发现 PCP 感染的患者血清 BDG 水平升高。一项回顾性病例对照研究中，包括 295 名 PCP 可疑患者，比较各患者 BDG 水平和 BALF 染色镜检结果发现，当 BDG cut-off 值为 31.1pg/mL 时，用 BDG 水平诊断 PCP 的敏感性、特异性分别为 92.3%、86.1%。另一项研究对 35 例 PCP 患者进行了连续回顾性分析发现，BDG 是可靠的诊断标志物，但是在非 HIV 患者 BDG 的检出率低于 HIV 感染者。这可能是由于 HIV 感染者体内的病原体数量高于非 HIV 患者。从这些研究中可以看出，血清 BDG 检测可作为 PJ 感染有效的非侵袭性辅助诊断手段。但是，BDG 检测用于不同的免疫抑制患者人群的 PCP 感染的特异性以及区分其他真菌感染方面有待进一步研究。

对其他血清标志物的研究正不断开展着，不论这些物质能否作为 PCP 的特异性标志物，它们用于辅助诊断 PCP 的作用仍被逐渐挖掘，并且有着长远的发展前景和临床应用的可行性。

5.4.2 血常规

外周血白细胞计数与原发病有关，正常或稍高，嗜酸粒细胞计数增高。血液中乳酸脱氢酶上升。

5.4.3 血气分析

动脉血气分析有明显的低氧血症，动脉血氧分压动脉血氧饱和度下降，常在 60mmHg 以下，动脉血 PCO_2 正常或稍低，肺泡-动脉氧分压差增大。可有呼吸性碱中毒，晚期出现呼吸性酸中毒，肺总气量、肺活量均减少，肺弥散功能减退。艾滋病患者肺功能损害更明显。未经治疗 100% 死于呼吸衰竭或其他感染性并发症如 CMV 感染、结核病、真菌感染或弓形体病等。

综上所述，PCP 严重威胁免疫功能受损人群的健康，随着此类人群如：艾滋病患者、肿瘤放化疗患者、器官移植患者、因其他疾病接受免疫抑制药治疗的患者以及高龄患者等不断扩大，临床对早期诊断、及时治疗等防止 PCP 病情发展措施的需求日益迫切。然而，目前国内外均缺乏理想的诊断技术和方法，只有采取病原学检查、分子生物学检测与血清学标志物相结合的综合诊断技术，才可能获得相对满意的结果。

参 考 文 献

[1] Yabuuchi K, Tajima M, Kotani Y, et al. A diagnostic method for *Pneumocystis carinii* a causative agent of pneumonia in immunodeficient rats[J]. Experimental Animals, 2010, 59 (2): 261-267.

[2] Carmona E M, Limper A H. Update on the diagnosis and treatment of *Pneumocystis* pneumonia [J].

Therapeutic Advances in Respiratory Disease, 2011, 5(1): 41 - 59.

[3] 安亦军, 黄敏君, 郭增柱. PCR 及 GMS 染色法对肺孢子菌肺炎的临床诊断价值[J]. 中国寄生虫病防治杂志, 2005, 18(4): 262 - 264.

[4] 佟小莺, 纪伟华. 瑞-姬氏染液复合染色法诊断卡氏肺孢子虫肺炎的研究[J]. 中国寄生虫病防治杂志, 2002, 15(4): 220 - 221.

[5] Alvarez-Martínez M J, Miró J M, Valls M E, et al. Sensitivity and specificity of nested and real-time PCR for the detection of *Pneumocystis jiroveci* in clinical specimens[J]. Diagnostic Microbiology and Infectious Disease, 2006, 56(2): 153 - 160.

[6] Bandt D, Monecke S. Development and evaluation of a real-time PCR assay for detection of *Pneumocystis jiroveci* [J]. Transplant Infectious Disease, 2007, 9(3): 196 - 202.

[7] Choukri F, Menotti J, Sarfati C, et al. Quantification and spread of *Pneumocystis jirovecii* in the surrounding air of patients with *Pneumocystis* pneumonia[J]. Clinical Infectious Diseases, 2010, 51(3): 259 - 265.

[8] Flori P, Bellete B, Durand F, et al. Comparison between real-time PCR, conventional PCR and different staining techniques for diagnosing *Pneumocystis jiroveci* pneumonia from bronchoalveolar lavage specimens[J]. Journal of Medical Microbiology, 2004, 53(Pt 7): 603 - 607.

[9] Fujisawa T, Suda T, Matsuda H, et al. Real-time PCR is more specific than conventional PCR for induced sputum diagnosis of *Pneumocystis* pneumonia in immunocompromised patients without HIV infection [J]. Respirology, 2009, 14(2): 203 - 209.

[10] Linssen C F, Jacobs J A, Beckers P, et al. Inter-laboratory comparison of three different real-time PCR assays for the detection of *Pneumocystis jirovecii* in bronchoalveolar lavage fluid samples[J]. Journal of Medical Microbiology, 2006, 55(9): 1229 - 1235.

[11] Rohner P, Jacomo V, Studer R, et al. Detection of *Pneumocystis jirovecii* by two staining methods and two quantitative PCR assays[J]. Infection, 2009, 37(3): 261 - 265.

[12] Nkinin S W, Daly K R, Walzer P D, et al. Evidence for high prevalence of *Pneumocystis jirovecii* exposure among Cameroonians[J]. Acta Tropica, 2009, 112(2): 219 - 224.

[13] Tasaka S, Hasegawa N, Kobayashi S, et al. Serum indicators for the diagnosis of *Pneumocystis* pneumonia[J]. Chest, 2007, 131(4): 1173 - 1180.

[14] Nakamura H, Tateyama M, Tasato D, et al. Clinical utility of serum β-D-glucan and KL-6 levels in *Pneumocystis jirovecii* pneumonia[J]. Internal Medicine, 2009, 48(4): 195 - 202.

[15] 张辉, 刘雪晴, 何荣志, 等. 环介导恒温扩增法检测卡氏肺孢子菌方法的建立[J]. 中国寄生虫学与寄生虫病杂志, 2010, 28(4): 305 - 307.

[16] Uemura N, Makimura K, Onozaki M, et al. Development of a loop-mediated isothermal amplification method for diagnosing *Pneumocystis* pneumonia[J]. Journal of Medical Microbiology, 2008, 57(Pt 1): 50 - 57.

[17] Damiani C, Le Gal S, Lejeune D, et al. Serum(1→3)-β-D-Glucan levels in primary infection and pulmonary colonization with *Pneumocystis jirovecii* [J]. Journal of Clinical Microbiology, 2011, 49(5): 2000 - 2002.

第6章 诊断及鉴别诊断

PCP 的临床症状和体征不明显，有时仅表现为轻度的间质型肺炎，容易造成漏诊。PCP 病程进展较快，患者多因呼吸衰竭在数周内死亡。虽然 PCP 病死率较高，但早期诊断并及时治疗可使 70%～77% 患者获愈。因此，PCP 早期诊断显得尤为重要。

6.1 诊断依据

PCP 在非艾滋病患者中常见于白血病、淋巴瘤、器官移植术后、胶原血管性疾病，少见于实质性肿瘤。偶亦有正常人罹患的报道。由于在正常儿童与成人中发现有极高的免疫荧光抗体阳性率，PCP 的发病曾被认为是初次感染后，通过类似肺结核的方式自愈，在肺内病灶长期携菌，由于免疫抑制药的应用使之内源性再激活而发病。近来应用 DNA 扩增技术检测发病者和非发病者的 PCP，否定了上述推断，提示外源性再感染为主要发病原因，强调了环境因素对感染可能性的重要性及在流行病学上的意义。重视对病房环境的处理，切断院内传播的途径或许可从某一方面减少其发病。

Peter 等分析了 194 例非艾滋病的 PCP 患者的临床表现，最常见的症状是呼吸困难（91%），其次为发热（66%）、干咳（47%）、咳痰（7%）、咳血（2%）、胸痛（7%）、盗汗（1%）。肺部体征很少，约 1/3 可闻干湿性啰音。实验室检查结果因原发病不同而异。血气分析均示低氧血症（PaO_2 2.67～9.33kPa）。X 线表现主要为弥漫性双侧肺泡和/或间质性改变。常同时并发其他感染（24%），最常见的细菌性感染为铜绿假单胞菌和金黄色葡萄球菌感染，病毒感染以巨细胞病毒多见。与艾滋病的 PCP 对比，非艾滋病的 PCP 发病急骤，易于进展为低氧血症或呼吸衰竭。实验室检查及 X 线表现无明显差异。本组资料与之相符。我们体会，在高危人群出现气促、干咳和发热时，胸部 X 线示正常或间质性改变、血气分析示低氧血症伴呼吸性碱中毒，需高度怀疑 PCP 可能。血清 LDH 升高有助于提示诊断，虽然基础疾病如白血病、淋巴瘤等可有 LDH 升高，但 PCP 常发生于基础疾病缓解时，LDH 较前有明显升高，提示 PCP 感染可能。如本组 6 例 LDH 均有增加，1 例淋巴瘤 LDH 从 750U 升高至发病时的 2060U，血清

LDH 正常则有助于排除诊断。PCP 的确诊有赖于病原体的检出，目前应用最广泛的是经纤维支气管镜肺活检和支气管肺泡灌洗，阳性率可达90%以上。

诊断依据可归纳为以下几点：①多见于免疫缺陷或激素、免疫抑制药物治疗后的患者；②早期有发热、干咳、气短，晚期常有严重呼吸困难、发绀、进行性低氧血症、呼吸衰竭，肺部可听到散在的干性和湿性啰音；③胸部 X 线检查，早期呈粟粒状或网状、结节状的间质性炎症，以肺门周围浸润为主，向肺的外周播散，继而出现肺泡性炎症改变，病变广泛而呈向心性分布，与肺水肿相仿；④痰液、气管内抽吸物、支气管肺泡灌洗液或肺活检标本找到肺孢子菌的包囊或滋养体为确诊依据；⑤肺孢子菌补体结合试验呈阳性反应有助诊断。（图 6-1、图 6-2）

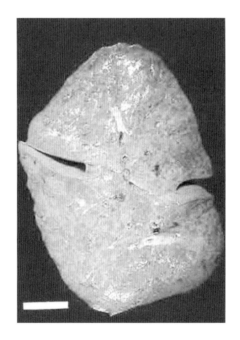

图 6-1　感染 PCP 的肺
注：因感染 PCP，肺质地变得类似肝脏。有弥漫性实变。
PCP 是免疫受损病人的典型症状，尤其是对于艾滋病患者

确诊有赖于病原学诊断。病原学检查可取痰液、气管分泌物、支气管肺泡灌洗液（BAL）及肺组织活检等。收集 24h 痰液，对干咳、少痰患者可用超声雾化诱发刺激患者咳嗽获得痰液，离心取沉渣涂片染色镜检。痰液检查方便，且安全、无损伤，易被患者接受。但检出率不是很高（50% 左右）。其他诊断方法还包括免疫学诊断、分子生物学诊断等，详见第 5 章。

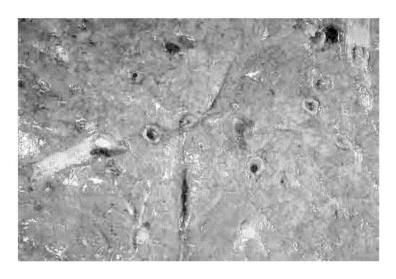

图 6 - 2　PCP 切面在超高倍镜下呈类似鲑鱼的红色外观

6.2　鉴别诊断

免疫功能受损者常有其他病原体如巨细胞病毒、结核杆菌、隐球菌、念珠菌、弓形虫等的感染，有时可有肺孢子菌感染同时存在，应仔细加以鉴别。

本病须与细菌性肺炎、病毒性肺炎、真菌性肺炎、成人呼吸窘迫综合征（ARDS）及淋巴细胞性间质性肺炎（LIP）相鉴别。其中尤以 LIP 与本病均易发生于艾滋病患儿更难鉴别，但 LIP 多呈慢性，以咳嗽及干性啰音为主，有全身淋巴结增大及涎液腺增大，可在肺活检标本中查出 EBV-DNA1，而 PCP 不能查出。

艾滋病患者的病程中可发生许多肺部疾病，但 PCP 大多发生在免疫功能严重受损的患者。卡波西肉瘤（Kaposi sarcorna，KS）是最常见的肺肿瘤，几乎均发生在男性同性恋病人，临床表现可以是进行性呼吸困难，病人常不发热，皮肤、腭面的 KS 病变常常比肺部病变出现早，X 线和 CT 表现与 PCP 相比结节状损害和末梢支气管血管影增多。在多数病例中，X 线发现明显气管支气管道影是特征性改变。其他的肺部疾病应考虑细菌性、真菌性肺炎及结核。淋巴细胞性间质性肺炎少见，它是由 CD8$^+$ 淋巴细胞浸润引起，可见于 CD4$^+$ 淋巴细胞计数 >200 个/mm^3 的患者。

参 考 文 献

［1］ Wazir J F，Ansari N A. *Pneumocystis carinii* infection. Update and review［J］. Archives of Pathology & Laboratory Medicine，2004，128(9)：1023 – 1027.

［2］ 王爱霞. 重视肺孢子菌肺炎的诊断和治疗［J］. 传染病信息，2005，18(2)：51 – 52.

［3］ 陈盛霞，姜旭淦，仇锦波，等. PCR-ELISA 检测大鼠肺孢子菌 DNA 的研究［J］. 中国寄生虫学与寄生虫病杂志，2005，23(1)：48 – 50.

［4］ 安亦军，黄敏君，郭增柱. PCR 及 GMS 染色法对肺孢子虫肺炎的临床诊断价值［J］. 中国寄生虫病防治杂志，2005，18(4)：262 – 264.

［5］ 王婧，阴赪宏，郭增柱. 肺孢子虫肺炎的诊治进展［J］. 中国危重病急救医学，2006，18(6)：382 – 384.

［6］ 李跃明，杨凤娥，陈正挺，等. 成人 HIV/AIDS 合并肺结核患者的临床表现和影像学分析［J］. 中华结核和呼吸杂志，2004，27(7)：493 – 495.

［7］ Gruden J F，Huang L，Turner J，et al. High-resolution CT in the evaluation of clinically suspected *Pneumocystis carinii* pneumonia in AIDS patients with normal，equivocal，or nonspecific radiographic findings ［J］. American Journal of Roentgenology，1997，169(4)：967 – 975.

［8］ Rabodonirina M，Cotte L，Boibieux A，et al. Detection of *Pneumocystis carinii* DNA in blood specimens from human immunodeficiency virus-infected patients by nested PCR ［J］. Journal of Clinical Microbiology，1999，37(1)：127 – 131.

［9］ 乔丽津. 卡氏肺孢子虫肺炎研究进展［J］. 中国小儿血液与肿瘤杂志，2006，11(1)：38 – 40.

第7章 治 疗 学

由于PCP病情进展迅速，有学者主张对可疑PCP患者深入了解病史并行相应的辅助检查，如X线胸片、肺CO扩散能力（D_{LCO}）后，即开始经验性治疗。但PCP的临床表现和X线胸片表现无特异性，容易漏诊，并易误诊为其他疾病如肺结核等，故多数学者认为应争取早期确诊并及时进行针对性治疗。

7.1 药物治疗

7.1.1 经验药物治疗

（1）甲氧苄啶-磺胺甲噁唑（trimethoprim-suifamethoxazole，TMP-SMZ，复方磺胺甲噁唑） TMP-SMZ是临床上防治PCP的一线药物。TMP与SMZ分别作用于Pc虫体的二氢叶酸还原酶和合成酶，双重阻断叶酸合成，从而起到杀虫作用。用TMP-SMZ治疗艾滋病PCP患者有效率达80%～95%，非艾滋病PCP患者为60%～80%。推荐治疗剂量和用法为TMP 15～20mg/（kg·d），SMZ 75～100mg/（kg·d），分3～4次口服或静脉滴注，21天为一疗程。用药早期将TMP剂量减到10～12mg/（kg·d），可收到相同疗效而药物毒性作用发生率和程度明显下降。用药期间一般无须监测血药浓度，如患者胃肠道及肾功能不全应监测血药浓度，使服药后1.5h血浆TMP-SMZ峰值浓度分别保持在5～8mg/L和100～150mg/L。本药的毒性作用比较严重，主要有恶心、呕吐、腹泻等胃肠道症状，转氨酶、血肌酐、血尿素氮水平升高等肝肾功能损伤，粒细胞减少、血小板减少、溶血性贫血、高铁血红蛋白血症等血液系统反应，代谢性酸中毒，发热以及瘙痒、皮疹、剥脱性皮炎、渗出性多形红斑等过敏反应；在艾滋病患者静注TMP-SMZ可引起发作性精神错乱。轻度不良反应一般无需停药，加用抗组胺药物或解热药即可。过敏患者可采用脱敏疗法：第1天服用TMP－SMZ 0.4mg/2mg；第2天0.8mg/4mg；逐渐增量至第10天160mg/800mg，有效率为30%～80%。有研究显示磺胺类药物可诱使肺孢子菌DHPS酶发生突变，对该类药物产生耐药性。

TMP-SMZ 也是预防 PCP 最常用的药物，预防效果优于其他药物，并可同时预防刚地弓形虫及细菌感染。预防剂量为 TMP 80mg 或 160mg，SMZ 400mg 或 800mg，每天 1～2 次。Matthew 等（1998）报道，近年来由于应用逆转录酶抑制药治疗艾滋病，患者的生存期明显延长，采用 TMP 80mg、SMZ 400mg，1 次/天，或 TMP 160mg、SMZ 800mg，1 次/周，可收到很好的预防效果。

（2）喷他脒（pentamidine） 喷他脒（戊烷脒）是最早用于治疗 PCP 的药物，其抗肺孢子菌的机制可能与直接抑制细胞 DNA 复制或抑制多胺的生物合成有关，使依赖于多胺水平的肺孢子菌生长停滞在 G_0～G_1 期，从而起到抗肺孢子菌作用。

常用剂量和用法为：①静脉缓慢滴注 4mg/（kg·d），时间不少于 60～90min，10～20 天为一疗程，亦可肌注；②雾化吸入 600mg，每日一次，或 300mg，每日 2 次。肌注或静脉给药。产生的严重毒性反应常使病人难以耐受而终止治疗。毒性反应包括直立性低血压、肝肾功能损害、药物热、过敏反应与皮疹、造血系统损害、低血钙、高血钾等，少数病人还可以发生胰岛素依赖型糖尿病，Q-T 间期延长，心律失常，不良反应多发生在用药后 7～14 天。喷他脒雾化吸入不良反应小，喷他脒雾化吸入可提高药物在肺泡局部浓度，降低血浆药物浓度而使毒性反应明显减少，但疗效亦较差，只适用于轻症 PCP 患者。由于喷他脒严重的毒性作用，越来越多的研究者开始致力于喷他脒衍生物的研究。Cushion 等评价了一系列喷他脒衍生物体内外作用的效应，结果发现它们大多数体内外抗肺孢子菌活性都是一致的，并且具有高效、低毒的特点，有望成为一种新型的抗肺孢子菌新药。

（3）氨苯砜（dapsone） 氨苯砜是一种砜类药物，在体外试验、动物实验和临床上都显示出很强的抗肺孢子菌活性。其作用机制是通过抑制二氢叶酸合成酶活性而阻碍二氢叶酸合成；激活中性粒细胞；促进多形核细胞游走；抑止过氧化物酶-H_2O_2-卤化物系统；阻断补体激活途径；干扰中性粒细胞内髓过氧化物酶-H_2O_2-卤化物介导的细胞毒作用。Bozeman 等认为氨苯砜能抑制髓过氧化物酶和嗜酸粒细胞过氧化物酶介导的组织损伤作用，而不影响吞噬溶酶体内髓过氧化物酶介导的抗微生物活性。体外试验表明，氨苯砜可能对 HIV 增殖有一定抑制作用。因此，氨苯砜可能是通过多途径发挥抗肺孢子菌作用的。氨苯砜能通过肠道充分吸收（吸收率达 70%～80%），口服后 2～6h 达血浆药浓度峰值，并能充分分布到肺泡液。常用剂量为 100mg/d，分 4 次口服，联用 TMP 效果更佳；儿童患者 1～2mg/（kg·d），每周给药 4mg/kg 能降低不良反应，但 PCP 复发率较高。其不良反应可分为药物剂量依赖性不良反应及非药物剂量依赖性不良反应。前者有溶血性贫血（服药量超过 200mg/d 时出现）、高铁血红蛋白血症、外周肌无力；后者有粒细胞缺乏、再生障碍性贫血、皮疹和 Sulfone 综合征（包括发热、剥脱性皮炎、黄疸等，多见于开始服药后 6～8 周）。氨苯砜过敏患者可采用脱敏疗法：第 1 天的用药量为 0.01mg，逐渐增量至第 37 天的 90mg。

可单独使用氨苯砜或与乙胺嘧啶（pyrimethamine）合用预防 PCP，效果稍逊于 TMP-SMZ，但与喷他脒相近，可同时预防分枝杆菌及弓形虫感染。预防剂量目前尚无统一标准，Walter 等（1998）建议采用下列方案：①氨苯砜 50mg，2 次/天，或 100mg，1 次/天；②氨苯砜 50mg，1 次/天，乙胺嘧啶 50mg、亚叶酸 25mg，1 次/周；③氨苯砜 200mg、乙胺嘧啶 75mg、亚叶酸 25mg，1 次/周。儿童预防剂量为 2.0mg/（kg·d），最大剂量不超过 100mg/d。

（4）阿托伐醌（atovaquone）　又名阿托昆酮是一种广谱抗原虫药物，自 20 世纪 80 年代开始用于防治 PCP。阿托伐醌干扰肺孢子菌线粒体的电子传递，从而阻断了通过辅酶 Q 与其相连的二氢乳酸脱氢酶的作用，终止嘧啶合成。目前主要用于不能耐受 TMP-SMZ 和喷他脒的轻中度 PCP 患者，其疗效与静脉滴注喷他脒接近。常用剂量为 750mg，3 次/天，21 天为一疗程。阿托伐醌肠道吸收不稳定，须餐中服用，伴脂肪类食物吸收效果好。现有一种新型阿托伐醌混悬液，750mg，口服，2 次/天，生物利用度高，但其疗效是否提高还有待观察。有报道用阿托伐醌混悬液 1500mg 1 次/天预防 PCP，效果与雾化喷他脒相同。Hughes 等研究发现雾化的表面活化剂能升高阿托伐醌在血浆和肺泡腔的浓度。患者一般对该药耐受性较好，不良反应发生率低，为非药物依赖性的。主要不良反应有皮疹、发热、胃肠道功能紊乱、肝转氨酶水平升高、血肌酐及血尿素氮升高、低血糖、中性粒细胞减少、贫血等，其中皮疹最常见。

（5）克林霉素和伯氨喹（clidamycin/primaquine，C/P）　克林霉素和伯氨喹的抗肺孢子菌活性是 1987 年在组织培养和大鼠模型中首次证实的。临床上主要用于轻中度 PCP 治疗，其疗效与喷他脒接近，但预防作用较弱；对中度 PCP 患者 C/P 能减少类固醇激素的用量。常用剂量为克林霉素 400~600mg，4 次/天；伯氨喹 15~30mg/次，每天一次，21 天为一疗程。葡萄糖-6-磷酸脱氢酶和高铁血红蛋白还原酶缺乏者慎用。克林霉素和伯氨喹的抗肺孢子菌机制目前尚未明确。主要不良反应有皮疹、发热、胃肠道反应、骨髓抑制、肝功能损害、白细胞减少、贫血和血小板减少等。

（6）三甲曲沙（trimetrexate）　三甲曲沙是近年来用于防治 PCP 的二线药物，通过抑制二氢叶酸还原酶而杀灭肺孢子菌，主要用于对一线药物无效或不能耐受的轻中度 PCP 患者，疗效不及 TMP-SMZ。常用剂量为 45mg/（m^2·d），并加用亚叶酸 80mg/（m^2·d）。不良反应有骨髓抑制、贫血、发热、皮疹、血肌酐升高等。

（7）依氟鸟氨酸（eflornithine）　依氟鸟氨酸是通过抑制鸟氨酸脱羧酶而起抗 Pc 作用，在对其他药物无效或不能耐受的 PCP 患者依氟鸟氨酸的有效率达 25%~68%。用药初期以 100mg/kg，静注，1 次/6h，连续 10~14 天；继以 75mg/kg，口服，1 次/6h，维持 4~6 周。主要不良反应有血小板减少、中性粒细胞减少、胃肠道反应、耳毒性等。目前该药主要用于对传统药物无效的严重 PCP 患者。

（8）阿奇霉素（azithromycin）　阿奇霉素在动物实验中有良好的抗肺孢子菌活性。

Dunne 等用阿奇霉素预防 PCP，选取年龄 >17 岁、HIV-1 血清学阳性、CD4$^+$T 细胞计数 <100 个/μL、估计生存期 >6 个月的患者 693 例，随机分为 3 组，分别接受阿奇霉素 1200mg/kg、利福喷丁 300mg/d 和两者联合用药以预防 PCP。结果发现阿奇霉素及联合用药组同利福喷丁组相比，PCP 的发生率下降 45%，效果优于常规 PCP 预防方案，但对既往患有 PCP 的患者无预防作用。不良反应主要为胃肠道不适。

7.1.2 抗真菌药物治疗

研究发现在抗真菌药物中特异性作用于真菌细胞壁的药物——β-1,3-葡聚糖合成酶抑制剂有抗肺孢子菌的作用。肺孢子菌包囊壁的主要成分是 β-1,3-葡聚糖，该葡聚糖由葡萄糖分子的同聚物组成，有一个 β-1,3-连锁糖核，并有 β-1,6-连锁葡萄糖和 β-1,4-连锁葡萄糖的侧链。β-1,3-葡聚糖合成酶的抑制剂能有效地消除感染动物肺中的肺孢子菌包囊。干扰肺孢子菌细胞壁的装配是 PCP 治疗中的一个有吸引力的目标，原因是哺乳动物中不存在生成葡聚糖的生物合成结构。棘球白素 B（echinocandin B）类似物和阜孢霉素（papulacandin）类似物是两类 β-1,3-葡聚糖合成酶的非竞争抑制剂。

棘球白素类为含六肽环的脂肪酸衍生物，棘球白素（echinocandin B，ECB）是该类衍生物中最早被发现有抗真菌活性的化合物。

（1）MK-991（L-743，872）　Merck 公司开发的 caspofungin（MK-991）是一种水溶性的半合成棘球白素类抗真菌药，它具有广谱抗真菌活性。该药主要通过肝脏代谢，在体内有广泛的分布，在肝、肾和大肠中含量高，小肠、肺和脾中含量较低，脑组织中含量最低，该药已于 2001 年上市。MK-991 在动物模型中除了对念珠菌、烟曲霉、荚膜组织胞浆菌有效外，在免疫抑制动物模型中对肺孢子菌也十分有效。MK-991 几乎是原始天然产物纽莫康定（pneumocandin）B$_0$ 效力的 14 倍。MK-991 对大鼠模型肺孢子菌包囊 90% 清除率的剂量（ED$_{90}$）为 0.011mg/kg，非肠道给药，2 次/天，连续 4 天。在小鼠模型中同样的实验参数（ED$_{90}$）为 0.02mg/kg。用 MK-991 治疗大鼠肺孢子菌急性感染，口服 2.2mg/kg，2 次/天，连续 4 天，可有效清除肺孢子菌包囊，但肺脏中的滋养体仍旧存在；而口服 WK-991 2.25mg/(kg·d)，不管其肺脏中的肺孢子菌是包囊还是滋养体，都可完全预防免疫功能低下小鼠发生 PCP，这与先前其他的报道相一致。尽管在鼠模型中口服 WK-991 有效，但是口服吸收率低限制了 MK-991 非肠道治疗应用。

（2）FK463　是一种抗真菌脂多肽，有抑制 β-1,3-D-葡萄糖聚合酶活性的作用。应用 FK463 可使患有重症联合型免疫缺陷病（SCID）的小鼠抵抗肺孢子菌的感染。用含有肺孢子菌的肺匀浆接种 SCID 小鼠，6 周后用 FK463 0.2mg/kg 或 1mg/kg、喷他脒 4mg/kg、生理盐水分别在小鼠背部皮下注射，用甲苯胺蓝（TBO）染色检测受试小鼠肺匀浆中的肺孢子菌包囊、观察肺组织的病理变化、对肺孢子菌特异 DNA 片段进行

PCR 扩增来评估药效。结果肺匀浆 TBO 染色在生理盐水组小鼠中均检出肺孢子菌包囊，而两种剂量的 FK463 组及喷他脒组小鼠肺均未检出包囊；生理盐水组所有小鼠的 PCR 检测均为阳性，FK463 和喷他脒组至少有一半的小鼠出现 PCR 阳性反应。这一结果提示，FK463 确有抑制包囊壁形成的作用，但不能抑制滋养体的增殖，FK463 作为肺孢子菌感染的预防用药具有潜在功效。

（3）阜孢霉素类　阜孢霉素（papulacandin）是 β-1,4-半乳糖葡萄糖的脂肪酸衍生物，研究发现此药对肺孢子菌有一定疗效。由于阜孢霉素及其衍生物仅局限于念珠菌，体内活性较低，其发展受到限制。目前阜孢霉素类 Mer-WF3010、corynecandin、fusacandin 化合物的活性较好，可进一步研究。

7.1.3　中药治疗

（1）青蒿素衍生物——蒿甲醚（artemether）及双氢青蒿素（dihydroarteminsinin）青蒿素是从菊科艾属植物黄花蒿地上部分提取出来的一种含过氧基因的陪半萜内酯，经化学改造后可产生不同的衍生物，如蒿甲醚、双氢青蒿素等。青蒿素具有良好的抗疟作用，对血吸虫、弓形虫亦有一定的杀伤作用。近年来国内有学者在大鼠 PCP 模型上探索其抗肺孢子菌作用，研究结果显示蒿甲醚 100mg/（kg·d）肌注或双氢青蒿素片 60mg/（kg·d）口服，连续 5 天，均能使大鼠肺印片肺孢子菌包囊均数较对照组减少，疗效接近喷他脒。电镜观察显示肺孢子菌虫体胞浆内空泡数量及体积明显增加，线粒体肿胀，核膜断裂失去连续完整性，以至染色质裸露于胞质，包囊内小体破溃溶解。因此，青蒿素衍生物的抗肺孢子菌作用机制可能与其抗疟机制相似，作用于原虫的膜系统，干扰表膜线粒体功能，使原虫较快出现氨基酸饥饿，迅速形成自噬泡，并不断排出虫体外，使原虫损失大量胞浆而死亡。主要不良反应有口服青蒿素可产生轻度恶心、呕吐、腹泻等症状。蒿甲醚肌注除产生轻度恶心、呕吐、腹泻外，还可引起皮疹、肾功能、心电图轻度改变，蒿甲醚肌注部位不深可产生局部疼痛和硬块。

（2）白果内酯（bilobalide，BL）　为银杏叶中的有效活性内酯成分，属于倍半萜类化合物。其结构与青蒿素相似。目前许多研究表明植物来源的萜类化合物具有一定的抗寄生虫作用。BL 具有一定抗 PCP 作用。Atzori 等研究，BL 在体内和体外均有抑制肺孢子菌生长的作用，在体内 BL 能阻止肺孢子菌与肺泡上皮细胞膜的相互作用，在体外能阻止肺孢子菌与用于培养的肺细胞的相互作用，这可能与其亲脂性的半萜内酯分子结构有关。倪小毅等用电镜观察肺孢子菌的超微结构发现，白果内酯作用后的肺孢子菌有大量空泡形成，细胞器肿胀破坏，髓样结构形成，胞膜破坏，胞质内出现电子密度较高颗粒，引起虫体死亡。国外有数十篇有关 BL 的临床报道，均未见有不良反应，国内个别病例出现过敏性皮疹，可能与制剂不纯（白果酸 $>2 \times 10^{-8}$）有关。

（3）香菇多糖　真菌提取物香菇多糖能明显提高机体的细胞免疫功能，对病毒感染亦有很好的疗效，基本无毒副作用。陈代雄等证实香菇多糖对实验大鼠 PCP 有一定的预防和保护作用，表现在多糖组大鼠相对于激素对照组大鼠 PCP 的感染率显著下降，死亡数明显减少；肺部肺孢子菌感染程度较轻，中重度感染较少，且一般情况亦较好；细胞免疫学指标有显著改善。香菇多糖可能引起肺孢子菌包囊形态的变化。

（4）保元汤　保元汤是中国传统免疫调节的方药，最早见于明代《博爱心鉴》。在不同的中医专著中其组成略有不同，现多认为保元汤由人参、黄芪、肉桂及甘草组成。药理学研究发现，该方对机体有多种调理作用，其中对免疫系统的调节作用包括提高 T 细胞增殖分化能力、改善 T 细胞亚群分布、拮抗血清免疫抑制作用、增强细胞免疫功能等，此与该方的益气、温阳、扶正固本之中医理论相吻合。李建春等用电镜观察保元汤加减对实验大鼠肺孢子菌作用，发现所用方剂对实验大鼠体内的肺孢子菌具有抑制和杀灭作用，透射电镜检查显示肺孢子菌胞浆内有大量空泡形成，包囊壁明显破坏，虫体有溶解现象，此结果与陈雅棠等研究的蒿甲醚对大鼠肺孢子菌作用的结果基本相同。此作用的有效成分可能是菁蒿，因为他们应用的保元汤加减方是在传统补气方基础上加入了菁蒿。陈殿学等用保元汤加减调节 PCP 模型大鼠的免疫功能，发现保元汤加减煎剂可提高 PCP 模型大鼠的机体免疫功能，可以提高 PCP 大鼠模型，服药组大鼠的淋巴细胞转化率、CD4$^+$ 及 CD4$^+$/CD8$^+$ 值均明显高于未服药对照组。

7.1.4　其他药物

8-氨基喹啉（WR6026）为一种抗疟药，对红外期疟原虫及配子体均有较强的杀灭作用。在体外和动物实验中发现此药亦有抗肺孢子菌感染的作用。Petty 等测试了此药对 HIV 感染者的安全性。对 49 名 HIV 感染者每天给药一次，连续 21 天；从每天 1 次 30mg 增至 60mg、90mg、120mg、150mg，每周监测，结果最大耐受剂量为 120mg/d。有 6 名患者给药 150mg/d，其中 3 名出现高铁血红蛋白血症。其余 43 名患者中 3 名出现了药物皮疹，2 名血清甘油三酯水平 > 1000mg/dL。结果证明 WR6026 剂量达到 120mg/d 时，HIV 感染者（包括 CD4$^+$ 计数 < 200 个/mm^3）可耐受 21 天，因此可用此药治疗 HIV 感染者的 PCP，高铁血红蛋白血症是主要的不良反应。

7.1.5　PCP 的治疗方案

PCP 药物治疗方案各异，现介绍两种较常用的方案。
7.1.5.1. 方案一

轻中度 PCP 首选 TMP-SMZ 口服，次选 TMP 加氨苯砜或克林霉素加伯氨喹口服，三选药物为阿托伐醌口服。

中重度 PCP 首选 TMP-SMZ 静注，次选三甲曲沙、亚叶酸静注加氨苯砜口服，三选药物为喷他脒静注。

7.1.5.2. 方案二

见表7-1。

表7-1 PCP的方案二

严重程度	首选药物	复方增效磺胺过敏	复方增效磺胺治疗失败
轻中度PCP	复方增效磺胺 120mg/（kg·d），分4次口服	①雾化喷他脒 600mg/d ②克林霉素 300~450mg 口服，4 次/天；伯氨喹 15mg 口服，1 次/天 ③阿托伐醌混悬液 750mg 口服，2 次/天 ④氨苯砜 100mg/d 口服；TMP 20mg/kg 口服	①复方增效磺胺 120mg/kg，4 次/天，静注 ②喷他脒 4mg/（kg·d），静注
重度PCP（必须加用皮质类固醇激素）	复方增效磺胺 120mg/（kg·d），分4次静注	①克林霉素 600mg 4 次/天；伯氨喹 15~30mg/d，口服 ②喷他脒 4mg/（kg·d），静注	①改用或加用喷他脒 4mg/（kg·d），静注 ②三甲曲沙 45mg/（m²·d）静注；亚叶酸 20~45mg/m²，4 次/天，静注

注：以上各药物疗程均为3周。

7.2 免疫治疗

由于用化学药物防治 PCP 均有一定的毒性作用，且存在肺孢子菌耐药性问题，因此用免疫方法防治 PCP 具有越来越重要的意义。

7.2.1 主动免疫治疗

7.2.1.1 死疫苗

Pifer 等用可溶性肺孢子菌抗原免疫家兔，可产生特异性抗体反应。Pascale 等将可溶性肺孢子菌抗原加霍乱毒素片段 B 经黏膜免疫正常 Balb/c 鼠和 CD4⁺ T 细胞剥夺 Balb/c 鼠，发现可溶性肺孢子菌抗原可诱导正常宿主产生特异性细胞和体液免疫反应，也可诱导 CD4⁺ T 细胞剥夺鼠产生保护性免疫反应，从而清除体内肺孢子菌。

7.2.1.2 活疫苗

Harmsen 等用感染性肺孢子菌气管内接种免疫 CB17 鼠，然后用 CD4⁺McAb 剥夺鼠 CD4⁺ T 细胞后，再用 10^7 感染性肺孢子菌进行攻击感染，分别在感染后4 天、10 天和

19 天杀鼠取肺，计数肺孢子菌包囊，发现未免疫鼠肺孢子菌包囊在感染后 4 天、10 天和 19 天分别为 10^5、10^6 和 10^7，而免疫鼠肺孢子菌包囊在感染后 10 天和 19 天却显著低于未免疫鼠；PCR 分析显示未免疫鼠肺脏均有肺孢子菌，而免疫鼠肺脏在感染后 10 天和 19 天均未检测到肺孢子菌存在。

由于肺孢子菌培养困难，很难成批供应大量肺孢子菌抗原，因而应用肺孢子菌可溶性抗原或活肺孢子菌进行免疫疗法受到限制。同时感染性肺孢子菌接种有可能引起感染，其安全性将受到怀疑。

7.2.1.3 分子疫苗

（1）rPc55 蛋白　大鼠源肺孢子菌细胞壁含一种 45 ~ 55kDa 的组分抗原（rPc55），含有 414 个氨基酸残基。在分子的羧基端（3'端）含有一个特征性结构域：10 个富含谷氨酸残基的重复序列。这个重复序列可能是启动宿主免疫反应的抗原决定簇。Smu-lian 等用免疫印渍法发现 PCP 患者或大鼠血清能很好识别 rPc55，用 rPc55 免疫 PCP 大鼠可降低鼠肺成虫负荷和肺重/体重比，减轻组织炎症反应，增加大鼠的存活数目，表明 rPc55 可提高 PCP 大鼠的保护力。

（2）MSG 蛋白　MSG 是一种含甘露糖和 N-乙酰葡萄胺的糖蛋白，定位于细胞壁，在非还原状态下呈现黏附和聚集特性。Gigliotti 等制备了一种鼠源肺孢子菌单克隆抗体——McAb M5E12，免疫印渍法证实它能识别 115 ~ 120kDa 的肺孢子菌 MSG。用 200 ~ 300μg/kg McAb M5E12 静脉注射感染肺孢子菌的雪貂和 SD 大鼠，注射后 3 周发现雪貂和大鼠肺脏肺孢子菌包囊几何均数分别降低 15 倍和 5 倍，提示抗 MSG 的 McAb M5E12 被动转移可产生部分保护力，因此 MSG 抗原可能是一种有效的疫苗分子。Theus 等分离感染肺孢子菌的 Lewis 大鼠的脾细胞，然后用 1 ~ 25μg/kg 天然 MSG 刺激培养，发现脾淋巴细胞明显增殖，在培养后 4 天达到高峰；T 细胞亚群检测发现脾 CD4$^+$ T 细胞亚群显著增加，而 CD8$^+$ T 细胞亚群无明显变化；细胞因子检测发现脾细胞产生 TNF-α、IL-1 和 IL-2，分别在 12h、24h 和 48h 达到高水平。随后他将天然和重组 MSG 抗原分别免疫 Lewis 大鼠，用可的松注射诱导 PCP，发现免疫鼠肺孢子菌负荷及肺重/体重比显著降低，肺组织炎症反应明显减轻，存活率显著升高，提示 MSG 可能诱导 PCP 大鼠产生保护性免疫反应。Benfield 等分离健康人群的单核细胞，然后用 5μg/kg 天然 MSG 刺激培养，发现单核细胞产生 TNF-α 和 IL-8，在培养后 4 ~ 20h 显著增加。进一步的研究表明 MSG 能上调人源单核细胞 TNF-α 和 IL-8 mRNA 水平的表达，提示 MSG 能刺激单核细胞释放 TNF-α 和 IL-8。Fisher 等用 3 ~ 5μg 天然 MSG 腹腔注射，3 次免疫 Balb/c 鼠，免疫后 3 周用尼龙棉柱法分离主动脉旁和腹股沟淋巴结的 T 细胞，用 0.5 ~ 1μg/mL MSG 刺激培养，发现细胞能大量增殖；免疫印渍法证实免疫鼠血清能识别肺孢子菌的 MSG，表明小鼠产生了针对 MSG 的特异性抗体反应。

rPc55 和 MSG 均是有希望的疫苗分子，但尚需研制更多的肺孢子菌分子抗原，将多种肺孢子菌分子抗原联合起来组成混合多价疫苗，综合各种分子疫苗的协同作用，各取所长，定会诱导宿主产生更理想的保护力。肺孢子菌疫苗能够在免疫受累宿主诱导保护性免疫反应，但尚未阐明其保护性免疫机制，所以也应加强这方面的研究。

7.2.2 被动免疫治疗

（1）γ-干扰素（INF-γ） IFN-γ 用于 PCP 免疫治疗的研究还处于动物实验阶段，对于其作用的认识也存在分歧。James 等给去除 CD4$^+$ 细胞的免疫缺陷小鼠 PCP 模型雾化吸入重组的 IFN-γ，发现实验组小鼠肺孢子菌感染程度较对照组低，且肺组织无针对 IFN-γ 的炎症反应。由此认为，即使 CD4$^+$ 细胞持续缺失，雾化吸入 IFN-γ 也能增进宿主免疫反应，从而减轻肺孢子菌感染的程度；但内源性 IFN-γ 在抗肺孢子菌感染方面无显著作用。IFN-γ 虽然不是清除肺孢子菌感染的必要因素，但当 IFN-γ 缺乏时，由肺孢子菌引起的以嗜酸粒细胞和多型核巨细胞增多为特征的间质性肺炎的炎性反应期延长，且程度加重。其可能的作用机制为：降低肺泡上皮细胞表面整合素（intergrins）的表达，从而抑制肺孢子菌吸附在肺泡上皮细胞的表面。根据这样的机制，可考虑在进行化学药物治疗的同时给予 IFN-γ，以减少化学药物的剂量以减轻毒副作用，同时又能达到杀灭虫体、减轻炎症的作用。

（2）CD40 配体（CD40 ligand，CD40L） 亦有一定的抗肺孢子菌作用。CD40L 是一种 33kDa II 型膜蛋白，是 T 细胞生长因子，能刺激人类 T 细胞的生长。CD40 是一种连续表达于 B 细胞的膜分化抗原，诱导 B 细胞生长。CD40-CD40L 相互作用明显利于 B 细胞生长。Wiley 等在感染肺孢子菌的重度联合免疫缺陷小鼠模型上探索 CD40L 对 PCP 的消除作用及机制，结果发现 CD4$^+$ T 细胞和 B 细胞对 PCP 的共同抵抗力中可能包含 CD40-CD40L 的相互作用机制。CD40-CD40L 的相互作用在 PCP 的消除中是必需的。

（3）其他 多克隆抗肺孢子菌制剂如抗肺孢子菌超免疫血清、T 细胞等，与主要表面糖蛋白（MSG）起特异反应的制剂如单克隆抗体、MAG 活化 T 细胞等均能缓解或根治大鼠的肺孢子菌感染。

7.3 其他治疗

7.3.1 皮质类固醇类激素

PCP 患者呼吸衰竭的发生率和病死率都很高，早期使用皮质类固醇类激素（adjunctive corticosteroids，AC）能减轻肺部炎症、水肿、改善呼吸状况，降低病死率。Bozzette 等报道应用 AC 后 PCP 患者出现咳嗽、呼吸困难、发热等症状的概率明显减少。特别是开始抗肺孢子菌治疗后由于虫体大量死亡加重了肺部炎症，患者呼吸功能可能恶化，PaO_2 下降 10~30mmHg，而 AC 能抑制炎症发生，提高生存率。中重度 PCP 患者，PaO_2 低于 70mmHg 时在开始抗 PCP 治疗后 72h 内加用 AC 能预防急性呼吸功能衰竭，降低患者死亡率。AC 尚能提高 PCP 患者对抗肺孢子菌药物的耐受性，其作用机制为：AC 能阻止淋巴细胞和肺泡巨噬细胞介导的肺组织损伤；抑制中性粒细胞游走和多种炎性介质的释放，如 TNF-α、白介素-2、花生四烯酸代谢产物；保护肺泡型细胞，促进肺表面活性物质的释放。凡是大于 13 岁的艾滋病患者合并中重度 PCP（PaO_2 <70mmHg,肺泡-动脉氧分压差 >35mmHg）时，可于第1~5 天口服泼尼松40mg，2 次/天；第6~11 天，40mg 口服，1 次/天；第12~24 天，20mg 口服，1 次/天。如采用甲泼尼龙静注，剂量为口服量的75%。由于 AC 在早期发挥作用，宜在抗 PCP 治疗后 72h 内给药。主要的不良反应有真菌性口腔炎、局限性肝损坏、代谢混乱等。有学者认为，AC 可能促进其他机会性感染，如结核病、卡波西肉瘤（Kaposi's sarcoma）、人类单纯疱疹病毒（HSV）感染等，使患者病死率和合并症增加。但艾滋病合并 PCP 患者，AC 并不增加结核及真菌性疾病的发生率。在非艾滋病 PCP 患者 AC 可以促进病人恢复，但长期使用也可能会加速 PCP 的发展。至于 AC 对轻度 PCP 患者是否有效、儿童患者是否适用、有哪些禁忌证等问题，还有待进一步研究。

7.3.2 HIV 蛋白酶抑制药剂

通过降低 HIV-1RNA 水平，促进 CD4$^+$ T 细胞及机体免疫功能恢复，从而起到抗肺孢子菌作用。此外，体外实验证实 HIV 蛋白抑制药能抑制肺孢子菌酸性蛋白酶产生直接抗肺孢子菌作用。

7.3.3 铁螯合剂

PCP 患者肺泡游离铁通常高出正常范围 5~6 倍，过高的铁离子有利于肺孢子菌繁殖及自由基形成，铁螯合剂如去铁胺可通过降低肺泡中游离铁离子浓度而起抗肺孢子菌作用。

7.3.4 酶类

研究发现许多酶类对肺孢子菌有作用。Cirioni 等研究了 8 种拓扑异构酶体外抗肺孢子菌活性，并且与阿托伐醌、喷他脒、TMP-SMZ 比较，发现依托泊苷（etoposide）抑制肺孢子菌作用与阿托伐醌相似，其余的作用不明显。此外，对鸟氨酸脱羧酶、二氢蝶啶合成酶、二氢叶酸合成酶抑制剂也已经开始研究。

参 考 文 献

［1］Dworkin M S, Williamson J, Jones J L, et al. Prophylaxis with trimethoprim sulfamethoxazole for human immunodeficiency virusinfected patients: Impact on risk for infectious diseases［J］. Clinical Infectious Diseases, 2001, 33(3): 393 - 398.

［2］许书添, 谢红浪. 肺孢子虫肺炎的发病机制和药物治疗［J］. 肾脏病与透析肾移植杂志, 2010, 19(1): 71 - 75.

［3］Benfield T, Atzori C, Miller R F, et al. Second-line salvage treatment of AIDS-associated *Pneumocystis jirovecii* pneumonia: A case series and systematic review［J］. JAIDS Journal of Acquired Immune Deficiency Syndromes, 2008, 48(1): 63 - 67.

［4］Cushion M T, Walzer P D, Ashbaugh A, et al. In vitro selection and in vivo efficacy of piperazine-and alkanediamide-linked bisbenzamidines against *Pneumocystis* pneumonia in mice［J］. Antimicrobial Agents and Chemotherapy, 2006, 50(7): 2337 - 2343.

［5］Cushion M T, Linke M J, Ashbaugh A, et al. Echinocandin treatment of *pneumocystis* pneumonia in rodent models depletes cysts leaving trophic burdens that cannot transmit the infection［J］. PLoS One, 2010, 5(1): e8524.

［6］倪小毅, 王健, 陈雅棠, 等. 国产与进口白果内酯治疗大鼠卡氏肺孢子虫肺炎的比较研究［J］. 中国寄生虫病防治杂志, 2004, 17(6): 326 - 328.

［7］唐小葵, 倪小毅, 陈雅棠, 等. 白果内酯抗大鼠卡氏肺孢子虫肺炎的实验研究［J］. 第三军医大学学报, 2003, 25 (10): 851 - 853.

［8］陈代雄, 谢瑾灼. 香菇多糖对卡氏肺孢子虫肺炎预防作用的实验研究［J］. 中国公共卫生, 2001, 17 (10): 899 - 900.

［9］陈殿学, 李建春, 孙宏伟. 保元汤加减对卡氏肺孢子虫肺炎模型大鼠的免疫调节作用初探［J］. 中国寄生虫病防治杂志, 2003, 16 (5): 293 - 295.

［10］黎灿, 梁欣. 糖皮质激素在艾滋病合并卡氏肺孢子虫肺炎中的应用［J］. 中国实用医药, 2009, 4(16): 22 - 24.

［11］靳华, 张明利. 中西医结合治疗艾滋病卡氏肺孢子虫肺炎 38 例［J］. 中医学报, 2010, 25(2): 198 - 199.

［12］周永华, 高琪, 胡玉红, 等. 大鼠肺孢子虫肺炎动物模型的实验研究［J］. 中国血吸虫病防治杂志, 2006, 18(5): 374 - 377.

［13］胡兵, 安红梅, 沈克平. 补中益气汤抗感染、抗肿瘤与免疫药理学研究［J］. 中南药学, 2008, 6(6): 731 - 733.

［14］周永华, 赵弘卿, 许永良, 等. 双氢青蒿素哌喹对大鼠肺孢子虫肺炎的治疗效果［J］. 中国血吸虫病防治杂志, 2008, 20(3): 197 - 200.

［15］任一鑫, 郑莉莉, 秦元华, 等. 卡氏肺孢子虫感染与宿主免疫应答反应的研究进展［J］. 大连医科大学学报, 2008, 30(4): 390 - 393.

第8章 各种原发疾病合并肺孢子菌肺炎的处理

8.1 艾滋病合并肺孢子菌肺炎

20世纪80年代以来发现PCP是艾滋病患者最重要的机会性感染之一，也是艾滋病病人重要的致死原因。HIV感染者一旦发生PCP，便可诊断为疾病进展到艾滋病阶段。

8.1.1 发病机制

PCP具体致病机制尚不明确。因PCP主要发生在$CD4^+T$细胞缺乏的病人，因此，细胞免疫功能缺陷是PCP的主要危险因素。但是，一些PCP也可见于仅有B细胞缺陷的病人，说明体液免疫在PCP的发生中也起到一定的作用。肺孢子菌被吸入下呼吸道，虫体进入人体的肺组织，在Ⅰ型肺泡上皮细胞表面黏附寄生，呈潜在感染，当人体免疫功能低下时，处于潜伏状态的虫体大量繁殖，并在肺组织内扩散。纤维连接素在肺孢子菌与宿主细胞受体之间起桥梁作用，促使其附着在肺泡表面，随着虫体的繁殖，肺泡毛细血管通透性增加，肺泡上皮Ⅰ型细胞脱落，肺泡内充满肺孢子菌和泡沫样渗出物（内含组织细胞、淋巴细胞、浆细胞、大量虫体及PAS阳性物质）时肺泡的表面活性物质减少，肺的顺应性降低，弥漫功能受损。为清除肺泡内渗出物，肺泡Ⅱ型上皮细胞代偿性肥大，肺泡间隙上皮细胞增生、肥厚、部分脱落，导致透明膜形成，间质纤维化，造成肺功能严重障碍，最后患者可死于呼吸衰竭。肺泡内的巨噬细胞对肺孢子菌也有一定的抑制作用，抗体及其炎症因子也有调节作用。有证据表明，PCP的肺脏损害是由机体的炎症反应所致，而与病原体本身无关。临床研究发现，在艾滋病病人的肺泡灌洗液（BAL）中肺孢子菌的数量增加时，机体的氧和状态反而较好，随着BAL中中性粒细胞的增加，机体的氧和状态逐渐下降，4周生存率下降；同样在重症免疫缺陷的PCP大鼠模型中，经过$CD4^+T$细胞免疫重建后，免疫反应恢复，但感染确未得到控制，死亡率反而增加。这些研究表明炎症反应参与PCP的发病机制，这也是糖皮质激素治疗 PCP 的重要理论基础。

8.1.2　临床表现

HIV 感染者的 PCP 临床表现与其他的免疫缺陷病人临床表现不同。一般来说，HIV 感染者的 PCP 呈亚急性过程，症状持续时间较其他的免疫缺陷病人要长。与非 HIV 感染的患者相比，HIV 感染者有较高的动脉血氧分压和低的肺泡动脉血氧分压差，他们的 BAL 含有大量的肺孢子菌及较低的中性粒细胞。HIV 相关的 PCP 主要在 CD4$^+$ T 细胞 <200 个/L 时发生。

PCP 典型临床表现为：①起病隐匿或亚急性，干咳，气短，活动后加重，可有发热、发绀，严重时发生呼吸窘迫。②肺部阳性体征少，甚至在病情严重和低氧血症时也可能无异常发现；有的可闻及少量的干湿性啰音，体征与疾病的严重程度不成正比是其特点。③胸部 X 线特征：大多数为双侧弥漫性肺间质浸润，呈网格状、小结节状或毛玻璃样阴影，自肺门向外扩展；局限性浸润多见于下肺。④确诊需病原学检查，如痰液或支气管肺泡灌洗液发现肺孢子菌的包囊或滋养体。⑤血气分析：通常 PaO$_2$ <60mmHg,血清 LDH >350U/L。艾滋病并 PCP 病情发展迅速，不及时给予治疗，100% 的患者可在短期内死亡；若能给予早期诊断及合理治疗，大部分艾滋病并 PCP 患者的病情可得到控制。

肺外肺孢子菌感染比较罕见，其症状亦无特异性。除发热外，局部症状与受累器官有关。如累及视网膜可引起视力障碍，但不累及视网膜血管，亦不伴出血，可与 CMV 视网膜炎相区别。如累及胃肠道，患者可发生腹泻；肝脏受累则可致肝脏肿大。肺孢子菌偶尔亦可累及淋巴结、脑、脑膜、脾或胸腺等组织，炎性病变中查见肺孢子菌可资诊断。肺外肺孢子菌感染常与 PCP 并存，也可独立发生，大多发生于有 PCP 病史而未接受抗肺孢子菌治疗者。对有 PCP 病史的肺外病变也要考虑肺孢子菌感染的可能性。

8.1.3　辅助检查

8.1.3.1　血象

白细胞计数多在正常范围或稍增高，即 (15~20)×10^9 个/L，白细胞分类可正常或核左移，嗜酸粒细胞计数轻度增加。

8.1.3.2　血气分析

动脉氧分压降低，肺泡-动脉氧分压差增大，LDH 通常 >500mg/dL，早期可有呼吸性碱中毒，晚期出现呼吸性酸中毒。

8.1.3.3　病原学诊断

由于 PCP 临床症状没有特异性，目前主要依靠从呼吸道及肺组织抽取标本，找到病原体来确诊。痰液检查方便安全而且无损伤，易于被患者接受，但阳性率低，检出率仅30%，对于那些衰弱、无力将肺底部痰液咳出者更影响痰液的阳性率。痰诱导作为最初的诊断手段，其敏感度为74%～83%，可降低对支气管镜的需求。支气管肺泡灌洗术是首选的诊断方法，其敏感度89%～98%。若同时结合纤维支气管镜活检，阳性率高达94%～100%。经皮肤肺穿刺活检或开胸肺组织活检获取标本的方法阳性率较高，但两者对患者均有较大的创伤，一般不采用。

近年来，DNA探针、rDNA探针和定量PCR技术已试用于PCP的诊断，显示有较高的敏感性和特异性。

8.1.3.4　血清学诊断

（1）抗体检测　常用的方法有酶联免疫吸附试验、间接荧光抗体试验和免疫印迹试验检测血清特异性抗体，阳性率多为50%～90%，由于肺孢子菌的广泛存在，人群中阳性率很高，在健康人群中用免疫荧光法检测，滴度≥1∶40者占90%，除非检测抗体滴度有4倍以上增加才有诊断意义，否则诊断价值不大。因此，抗体的检测对PCP的早期诊断无应用价值，可用于流行病学调查。

（2）抗原检测　用荧光素标记单克隆抗体进行直接免疫荧光法或酶标记单克隆抗体进行免疫组织化学染色法检测痰液、支气管肺泡灌洗液（BALF）和肺活检组织中的肺孢子菌滋养体或包囊，阳性率高，特异性强。北京协和医院用mtrRNA-PCR方法检测16例拟诊PCP患者的痰液中肺孢子菌，有14例阳性，而20例非PCP患者均阴性，其敏感性和特异性分别为88%和100%；用Pc-ITS-PCR方法检测26例临床拟诊PCP患者的血清标本，18例阳性，而非PCP患者和健康人均阴性，其敏感性和特异性分别为70%和100%。

8.1.3.5　肺部影像学检查

典型的胸部X线片改变为双侧对称性网格影及结节影，由肺门向外周延伸。一般不累及肺尖、肺底和肺外带。大约20%病人胸部X线片表现正常。PCP有一定的X线检查特点，结合临床大多数病例可提示此诊断。高分辨CT较普通胸部X线片更敏感，但一般不作为常规检查方法。因多数患者为多重感染，X线检查多不典型。只有当病人症状明显而胸部X线片未见异常或可疑有其他病原菌混合感染时，进行CT检查常可发现病变。典型CT表现为急性期弥漫性均匀分布或斑片状阴影，随着时间进展，逐渐以间质网状改变为主，呈现磨玻璃影。较少见的情况包括粟粒样结节、实变和空洞形成、胸腔积液、肺门及纵隔淋巴结肿大、肺不张和肺囊肿、自发性气胸，占5%～10%。

8.1.4　诊断与鉴别诊断

8.1.4.1　HIV合并PCP的诊断依据

①艾滋病诊断明确；②发热、干咳、进行性呼吸困难、发绀；③胸部X线片或CT表现为间质性肺炎；④复方磺胺甲噁唑治疗效果好。

HIV 合并 PCP 还常与 CMV、结核杆菌、隐球菌、曲菌、念珠菌和弓形虫等感染并存，增加了该病诊断的难度。

8.1.4.2　鉴别诊断

（1）传染性非典型肺炎（SARS）　与 PCP 在临床表现、实验室检查及胸部 X 线片表现相似，但其有与非典发病者密切接触史，抗生素治疗无效。可查 SARS 轮状病毒 RNA 确诊。

（2）粟粒性肺结核　胸部 X 线片与 PCP 相似。但有结核中毒症状，纵隔淋巴结肿大常见，痰涂片及 BAL 可见抗酸杆菌。抗结核治疗有效。

（3）隐球菌肺炎　临床表现有时与 PCP 相似，肺部影响学检查多变，确诊需做痰涂片墨汁染色和痰培养结果阳性。

（4）细菌性肺炎　高热、咳脓痰，血象高和/或中性粒细胞高，抗生素治疗反应好，痰细菌培养阳性。

8.1.5　治疗

（1）一般治疗　加强支持治疗和恢复期患者的免疫功能。卧床休息，给予吸氧，改善通气功能，注意水和电解质平衡。如患者进行性呼吸困难明显，可人工辅助呼吸；多次输新鲜血或血浆；对合并细菌感染者应选用合适的抗生素抗感染。在对病原治疗的同时可加用肾上腺皮质激素类药物降低呼吸衰竭的发生，提高生存率。

（2）病原治疗　详见第 7 章第一节。

（3）肾上腺皮质激素　治疗指征：对于中重度 PCP 患者血气 PaO_2 <70mmHg 或肺泡-动脉血氧分压差 >35mmHg 者提倡糖皮质激素作为辅助治疗。使用时机为抗 PCP 治疗开始同时或 72h 内。剂量为泼尼松 40mg，每日 2 次口服；5 天后改 20mg，每日 2 次口服 5 天；再改 20mg，每日 1 次口服，直至抗 PCP 结束。如静脉用甲泼尼龙，其用量为上述泼尼松的 75% 。大量的研究已经证实皮质激素的应用可以减少皮疹的发生，改善低氧血症、减少肺纤维化、减少机械通气的需要，降低病死率，但是应注意分枝杆菌及疱疹病毒的感染。

（4）疗效评价　①治愈指症状消失，X 线检查肺部病变吸收，经痰、气管内吸取物等两种以上方法未找到肺孢子菌（治疗前检查阳性者必须复查并转为阴性）。②好转指症状减轻或消失，X 线检查肺部病变有好转。③未愈指症状未改善，X 线检查肺部病变未见好转。

（5）高效抗逆转录病毒疗法（HAART）治疗　因 PCP 大多发生于 CD4[+] T 细胞 <200 个/μL，所以当 PCP 痊愈后，要立刻启动 HAART 治疗。HAART 治疗的目标是最大程度地降低病毒载量，并将其维持在不可检测水平的时间越长越好；获得免疫功能重建和/或维持免疫功能；延长并提高患者生存质量。抗病毒治疗有很多的副作用，因

此,在治疗过程中对疗效进行监测是十分有意义的事。一般而言,在治疗过程中的监控指标应包括所有常规的生理指标的检测,如血常规、肝功能、生化指标、淀粉酶、肌酸磷酸酶、乙肝、丙肝、$CD4^+$ T 淋巴细胞计数、病毒载量和 HIV-1 耐药检测等。但对于反应治疗成败最有效的指标是 $CD4^+$ T 淋巴细胞计数、病毒载量和 HIV-1 耐药性检测。

我国现有药物为基础的首选用药治疗方案的推荐如下。

目前国际上有 4 类药物,共 24 种,分为核苷类逆转录酶抑制药（NRTI）、非核苷类逆转录酶抑制药（NNRTI）和蛋白酶抑制药（PI）及融合抑制药（FI）。目前国内的抗 ARV 药物共 12 种,所以选择好首选用药对于 HAART 的疗效或因耐药或药物毒性作用而换药的组合均起着至关重要的作用。推荐的首选用药方案见表 8－1。

表 8－1　首选用药组合方案介绍

药物组合方案	主要药物毒性作用	是否可联合抗结核治疗	是否可用于孕妇和哺乳期妇女
d4T + 3TC + NVP	d4T：外周神经炎、胰腺炎、脂肪消失（线粒体毒性作用） NVP：肝毒性、重症（或可致命性皮疹）	可与不含利福平的抗结核组合联合应用。对于含利福平的组合合用时应严密监测肝功能	可以（无论何种组合,在怀孕前 3 个月均不主张应用）
AZT + 3TC + NVP	AZT：胃肠道反应、骨髓抑制所致贫血、白细胞和/或粒细胞的减少 NVP：胃肠道反应、骨髓抑制所致贫血、白细胞和/或粒细胞的减少	可与不含利福平的抗结核组合联合应用。对于含利福平的组合合用时应严密监测肝功能	可以（无论何种组合,在怀孕前 3 个月均不主张应用）
d4T + 3TC + EFV	d4T：胃肠道反应、骨髓抑制所致贫血、白细胞和/或粒细胞的减少 EFV：中枢神经系统毒性、胎儿致畸性（动物实验）	二者无相互作用	不建议应用
AZT + 3TC + EFV	AZT：中枢神经系统毒性、胎儿致畸性（动物实验） EFV：中枢神经系统毒性、胎儿致畸性（动物实验）	二者无相互作用	不建议应用

注：3TC—拉米夫定,d4T—司他夫定,NVP—奈韦拉平,AZT—齐多夫定,EFV—依非韦伦。

8.1.6 预防与预后

艾滋病患者发生 PCP 常在 CD4$^+$ T 淋巴细胞 <200 个/μL 以下。尤其是以前曾患 PCP 及 CD4$^+$ T 细胞计数 <200 个/μL 时 PCP 易复发,且死亡率高。因此,对 HIV 感染者,应定期检测血液中 CD4$^+$ T 细胞数,当 CD4$^+$ T 细胞 <200 个/μL 时应积极给予预防用药。

一般来说,复方磺胺甲噁唑为预防 PCP 的一线药物。氨苯砜代表二线 PCP 预防药物,随后是喷他脒雾化、阿托伐醌、克林霉素-伯氨喹。美国于 1989 年推荐使用复方磺胺甲恶唑预防 PCP,目前这种预防性用药已经广泛被世界各国采用,世界卫生组织(WHO)和联合国艾滋病规划署(UNAIDS)也已将其作为对 HIV 感染者和艾滋病病人标准医疗服务的一部分向全球推荐,我国也制定出复方磺胺甲噁唑预防 HIV 主要相关机会性感染技术指南。

(1)预防性用药的时机 符合以下条件的患者,如果没有磺胺类药物过敏史,应使用复方磺胺甲噁唑进行预防性治疗:①成年和青少年 HIV 感染者(≥14 岁),CD4$^+$T细胞 <200 个/mm^3,或者(如果无法开展 CD4 检测)总淋巴细胞计数 <1200 个/mm^3,出现 WHO 所订的 HIV 临床Ⅳ期的疾病或症状或有口腔念珠菌感染史者;②所有出生于 HIV 阳性母亲的婴儿在出生 6 周后开始服用复方磺胺甲噁唑,以预防 PCP,并应一直服用至排除 HIV 感染为止(使用抗体检测的方法为 18 个月);③确诊 HIV 感染的 1~5 岁儿童,CD4$^+$ T 细胞 <500 个/mm^3,CD4$^+$ T 细胞百分比 <15%;5 岁以上儿童 CD4$^+$ T 细胞 <200 个/mm^3,CD4$^+$ T 细胞百分比 <15%。

若患者不能耐受复方磺胺甲噁唑,可使用氨苯砜 50mg 每天 2 次或者 100mg 每天 1 次作为备选方案。另外,也可用喷他脒气雾剂,虽效果不及 TMO-SMZ,但不良反应小。

(2)预防性用药的中止 成人患者出现以下任一情况可停止预防性用药:①很多研究显示在抗病毒治疗后,CD4$^+$ T 细胞计数上升到大于 200 个/mm^3,并且维持该水平至少 3 个月以上,PCP 一级、二级预防方能停止;②治疗中出现严重的药物毒副反应,如固定性药疹或 Stevens-Johnson 综合征等严重的皮肤反应、肝肾功能不全或严重的血液毒性。

儿童患者出现以下任一情况可停止预防性用药:①排除 HIV 感染,指 <18 个月的婴儿通过 HIV DNA 或 RNA 检测排除感染,>18 个月的婴儿通过 HIV 抗体检测排除感染;②抗病毒治疗后免疫系统得到重建,指抗病毒治疗 3~6 个月后,CD4$^+$ T 细胞百分比大于 15%;或者很好地完成 6 个月的抗病毒治疗,并且临床显示免疫功能已开始重建;③治疗中出现严重的药物毒性反应,如固定性药疹或 Stevens-Johnson 综合征等严重的皮肤反应、肝肾功能不全或严重的血液毒性。

(3)预防性用药的方法 成人:复方磺胺甲噁唑片剂(TMP 80mg/SMZ 400mg),

口服，每日 1 次，每次 2 片；儿童用药的剂量应根据其体重计算。对体重小于 10 ~ 12kg 的儿童推荐使用糖浆（每 5mL 含 40mg TMP 和 200mg SMZ），具体剂量见表8 – 2。

表 8 – 2　儿童复方磺胺甲噁唑糖浆的用药剂量

体重（kg）	剂量（TMP 5mg/kg + SMZ 20mg/kg）
<5	2.5mL，每日
5 ~ 9.9	5mL，每日
10 ~ 14.9	7.5mL，每日
15 ~ 21.9	10mL 或 1 片，每日
>22	15mL 或 1.5 片，每日

（4）预防性用药中的注意事项　为保证治疗的质量，在患者服用复方磺胺甲噁唑进行预防性治疗后，应对患者进行定期的随访。随访频率对于成人患者，建议最初每月 1 次，待患者能够较好的耐受治疗后，可每 3 个月随访一次；对于儿童患者，每月均应随访 1 次。随访内容主要包括：复方磺胺甲噁唑毒副反应的观察、处理和治疗的督导。

另外一个问题是 HAART 治疗后免疫重建综合征（immune reconstitution syndrome，IRS）。PCP 相关的 IRS 的发生率较其他的机会性感染（如分枝杆菌及真菌）的 IRS 低，临床表现为在 PCP 治疗过程中启动了 HAART，出现了治疗矛盾——PCP 症状的加重、呼吸功能恶化，有时引起急性呼吸窘迫综合征且临床无 PCP 表现者出现 PCP 相应表现。大多数病人康复，对于严重者有时也需停用 HAART 和/或短期的激素治疗。

8.2　白血病合并肺孢子菌肺炎

8.2.1　概述

8.2.1.1　流行病学

肺孢子菌广泛存在于人和其他哺乳类动物的肺组织内。当人体免疫功能遭受损害时，发生 PCP 的危险增加。白血病病人存在原发性免疫功能不全，加上长期接受大剂量化疗，也加重了机体免疫功能抑制，有利于肺孢子菌大量繁殖，并在肺部扩散，引起弥漫性间质性肺炎，常因此造成死亡。在小儿白血病合并肺部感染的病原体中，肺孢子菌占 12% ~ 28%。成人白血病合并 PCP 的发生率为 0 ~ 5%。PCP 更常见于淋巴系统功能异常患者，如急慢性淋巴细胞白血病。近年，由于预防性药物的应用，PCP 在白血病患者的发生率已明显下降，低于曲霉菌或念珠菌感染。

8.2.1.2　发病机制

　　肺孢子菌在人体寄生在肺泡内，成簇黏附于肺泡上皮上，在健康宿主体内，病原体受到免疫系统的持续监视和吞噬，其增殖能力低下，不足以造成危害而呈潜在感染，并不引起症状。而在白血病患者中，以下因素影响患者的免疫系统功能，从而引起机会性感染的发生。

　　（1）中性粒细胞减少　当宿主下呼吸道的防御功能降低，微生物侵入呼吸道时，血液巨噬细胞和血浆蛋白被转运到感染所在的部位，从而发生炎症反应，中性粒细胞对微生物的吞噬和杀灭作用比肺泡巨噬细胞强，其主要作用是对感染部位的快速反应和它们潜在的、非特异性的杀菌活性。急性白血病本身或接受化疗治疗后患者均可能出现中性粒细胞减少，当中性粒细胞计数低于 1.0×10^9 个/L，特别是低于 0.5×10^9 个/L，持续 3 周以上时，患者发生机会性真菌感染的概率显著增加。

　　（2）体液免疫缺陷　总免疫球蛋白的降低、免疫球蛋白亚类的缺陷或对抗原刺激不能产生特异性抗体等可使调理抗体产生减少，调理抗体具有清除病原微生物的功能作用，从而使机体易受病原体的侵袭。低 γ 球蛋白血症常见于慢性淋巴细胞白血病患者，当该类患者接受氟达拉滨治疗时，发生机会性感染的概率很高，甚至没有粒细胞减少时也会出现机会性感染。

　　（3）T 细胞缺陷　T 细胞免疫是机体抵御各种病原体入侵的重要预防功能。在动物模型中可以看到 PCP 患者恢复期肺泡灌洗液中巨噬细胞不仅数量增多，而且吞噬活动也明显增强，而在免疫抑制状态下它不能正常地识别和吞噬肺孢子菌，而这可能与 T 淋巴细胞介导缺陷地直接或间接作用有关。当 CD4$^+$ 细胞功能缺陷时，其对抗原及有丝分裂原刺激地应答能力减弱和细胞因子生成减少；自然杀伤细胞功能减退；细胞因子在肺孢子菌感染中的防御和炎症损伤双重调节作用失调，导致 PCP 发生。

8.2.2　临床表现

　　本病临床表现缺乏特异性，白血病化疗患者的 PCP 一般发生于开始化疗的 30～100 天，并多发生于化学治疗的间歇期。应用糖皮质激素治疗患者多于激素减量或撤停时发病。患者最初可仅表现为食欲缺乏、体重下降、倦怠、呕吐等症状，继而出现干咳、发热、发绀、进行性加重的呼吸困难甚至呼吸窘迫。与艾滋病患者并发 PCP 时的进展缓慢不同，白血病患者并发 PCP 的病程进展常十分迅速，确诊前的病程平均为 8 天。本病尽管症状严重，但肺部体征较少，多数病人肺部听诊无异常，部分病人可闻散在湿啰音或哮鸣音，症状重、体征轻是本病的特点之一。本病在临床诊断方面极易被误诊，导致大多数患者得不到应有的治疗。因此，接受化疗或激素治疗的白血病患者伴随以上临床症状时就应考虑到 PCP，并尽早治疗或给予试验性治疗或预防性治疗。

8.2.3 辅助检查

8.2.3.1 实验室检查

动脉血气分析常示低氧血症，伴有运动后肺泡-动脉氧分压差即 PO_2 （A-a）增大。血清乳酸脱氢酶（LDH）常升高，虽无特异性，但灵敏度较高。有研究发现，在治疗有效的病例中，LDH 下降；而无效的病例中，LDH 不但不下降，反而有升高的现象，因此 LDH 可作为治疗效果的参考。白细胞计数受患者自身疾病的影响变化较大，但部分患者合并 PCP 感染后嗜酸粒细胞计数轻度增加。

8.2.3.2 影像学检查

胸部 X 线表现是非特异性的，典型 X 线表现为弥漫性双侧肺泡和间质浸润性阴影。可见双肺从肺门开始的弥漫性网状结节样间质浸润，并迅速发展为弥漫性肺实变，有时呈毛玻璃状阴影，伴支气管充气影，以后变成致密索条状，间杂有不规则片状影。一般不累及肺尖、肺底和肺外带。X 线平片往往在起病 1 周以后出现改变，但 10% ~ 20% 的病人 X 线正常。高分辨 CT 较普通胸部 X 线片更敏感。CT 扫描示两肺斑片状对称性分布的毛玻璃样阴影，有时为双侧性气腔实变。由于部分白血病患者接受预防性治疗或合并其他细菌或真菌感染，X 线检查多不典型，故应结合患者临床表现进行综合判断。[67]Ga 肺扫描对 PCP 灵敏度高，即使 X 线和肺功能正常的 PCP 患者亦可出现扫描异常。但其缺乏特异性，不易与其他肺部感染及肺部弥漫性病变相鉴别，在白血病患者中应用价值不大。

8.2.3.3 病原学检查

白血病合并 PCP 的患者病情进展迅速，病死率高，因此 PCP 的早期诊断是减少病死率的关键。近年来，由于对高危人群广泛实施药物预防等措施，PCP 在临床上多表现为不典型肺炎，依靠临床诊断误诊率高，因此，提高肺孢子菌检出率是改善预后的主要措施之一。

（1）免疫学方法 由于白血病患者存在体液免疫或细胞免疫异常，抗体水平受自身疾病影响较大，故该方法在临床上只起到辅助诊断作用，而且存在定量困难，加上人群中大多数曾有过感染，血清中有特异性抗体存在，阴性估计值较低，所以诊断价值并不大。

（2）病原学方法 查获肺孢子菌的滋养体和包囊是临床确诊 PCP 的依据。为获取足够的标本，传统方法多采用创伤性手段取材，如支气管穿刺肺活检（TBLB）、支气管肺泡灌洗（BALF）、纤维支气管镜经支气管穿刺活检（TBBx）、支气管涮检（BB）等。检测方法主要采用组织涂片、染色镜检。但常用染色方法对染色和镜检要求较高，且目前对病原体中占 98% 的肺孢子菌滋养体尚缺乏有效的染色方法，故该方法本身阳性检出率即较低。而大多数白血病患者存在凝血功能障碍或出血倾向，对于活检、穿刺等有创性取材方式耐受性差，因此该方法在临床应用中受到明显限制。

（3）分子生物学方法　该方法可有效检测标本中肺孢子菌的 DNA，且不受虫体形态及生活时期的限制，诊断的敏感性和特异性相对较高。可以采用 BALF、咳痰、诱导咳痰、口咽部冲洗液、鼻咽吸引液、血清或血液等标本进行检测。影响 PCR 扩增反应效果的关键是设计合适的引物，引物不同，同一标本的检测结果可完全不同，从而也决定了检测方法的优劣。目前，常用的引物主要为编码 rRNA 大亚基的部分线粒体基因，即 mtrRNA、rRNA 内部转录间隔区（ITS）、18S rRNA、23S rRNA、16S rRNA、5S rRNA、DHFR、TS 等。由于该方法具有无创伤、敏感性和特异性高的特点，故部分学者认为其是一种有潜力的非损伤性方法，可用于实验室常规诊断。

8.2.4　诊断与鉴别诊断

8.2.4.1　诊断依据

白血病合并 PCP 的诊断主要依据患者的病史、临床表现、肺部 X 线影像及实验室检查。白血病患者出现发热、干咳、进行性呼吸困难，而且临床症状及胸部 X 线检查符合间质性肺炎而又与体征不一致时，应考虑 PCP 可能。X 线胸部病变虽常迟于临床症状，约半数患者须在起病 1h 后 X 线检查才显示出网状、絮状和条索状模糊阴影，而典型的 X 线表现对 PCP 的诊断是有帮助的。治疗后病变多在短期内消失。血气分析对诊断有参考价值。痰液、气管内抽吸物、BALF 或肺活检标本 PCR 检测阳性可高度怀疑 PCP，找到肺孢子菌的包囊或滋养体为确诊依据。

8.2.4.2　鉴别诊断

PCP 需与以下疾病相鉴别。

（1）细菌性肺炎　一般起病较急，经常出现高热、胸痛、咳嗽、咳脓痰；呼吸困难多不明显，病变部位多可闻及湿啰音，不同于 PCP 表现为干咳、无痰、呼吸困难较明显。X 线检查病灶多在单侧，若是两侧病变多分布在双下肺野，且呈沿肺纹理分布的不规则、小片或斑片状模糊阴影。常规抗炎治疗效果较好。痰培养可明确病原菌，指导治疗。

（2）肺结核　患者以低热、盗汗、消瘦为主要表现，可有咳嗽、咳痰、咯血，很少表现为呼吸困难。白血病患者合并肺结核时症状可不典型，且因处于免疫抑制状态，PPD 试验常为阴性。X 线呈两肺可见均匀分布的大小一致的粟粒状或结节状阴影；亚急性播散型肺结核则呈从上到下分布的大小不一、新旧不一的结节阴影；继发性肺结核病灶多位于上肺，而 PCP 呈弥漫性间质改变，可与之鉴别。肺结核患者可从呼吸道标本中检出抗酸杆菌，结核杆菌培养可阳性。抗结核治疗有效。

（3）真菌性肺炎　包括侵袭性曲霉菌病、念珠菌病及毛霉菌病等，最常见的机会性真菌肺炎的病原菌为曲霉菌，引起侵入性肺曲菌病。发热、咳嗽为该病的主要表现，部分病人有呼吸困难，少数患者有胸痛、咯血和胸膜摩擦音。胸部 X 线多为单个或多发的结节状密度增高影或空洞样改变，肺外带可出现楔形渗出影。与 PCP 的双肺弥漫性肺泡和间质浸润性阴影相区别。组织中发现有分隔、呈直角分支的菌丝是诊断的金标准。

（4）巨细胞病毒（CMV）肺炎　临床表现与 PCP 相似，以发热、干咳、气促为主要症状，同时合并有进行性低氧血症。病情重，进展迅速，预后差。X 线检查特异性差，呈两肺弥漫性间质浸润。对痰培养指导下的抗感染治疗无明确疗效。不同的是，严重的 CMV 肺炎 X 线可呈"棉花团"样变，血清 CMV IgM 阳性，经有效的抗病毒治疗有明确疗效。

（5）淋巴细胞性间质性肺炎　多见于儿童，临床表现与 PCP 类似，表现为发热、气促、呼吸困难，但该病多呈慢性，以咳嗽及干啰音为主，有全身淋巴结肿大及唾液腺增大，可在肺活检标本中查出 EBV DNA。

（6）白血病肺部浸润　占白血病肺部并发症的 25% ～60%，以急性白血病常见，患者以气促、呼吸困难为主要表现。最显著的特征为肺间质增厚。X 线表现：早期主要为对称性肺门及纵隔淋巴结肿大，伴有发自肺门的条索状阴影及网状阴影，然后主要侵犯肺野中带，可见肺纹理增粗，边缘模糊，期间夹杂有边缘清楚的小点片状阴影，似间质性肺炎或支气管肺炎样改变。偶见支气管充气征合并肺门轻度反应性改变。肺野透亮度减低，呈磨砂玻璃状，心膈边缘不清楚。常规抗炎治疗效果欠佳，各项病原体检测均为阴性，有效化疗后患者症状可改善。

（7）肺出血　与患者血小板减少、感染、大剂量化疗药物毒性反应等有关，容易发生于白细胞减少阶段。患者表现为咳嗽、呼吸困难、胸痛、咯血等症状。CT 表现特异性不高，可为双肺多发或单发磨玻璃样密度改变或实变影、纤维化改变、广泛性实变或阻塞性支气管炎。因其表现特异性不高，与其他疾病鉴别较困难，多为排除性诊断。

8.2.5　治疗

尽管白血病合并 PCP 的死亡率较高，但经过治疗至少也可挽救一定比例患者的生命。PCP 的治疗主要包括抗病原体治疗、激素治疗和支持治疗等。

（1）抗病原体治疗　目前，在临床上用于抗肺孢子菌的药物主要有复方磺胺甲基异恶唑、戊烷脒、氨苯砜等，其用法详见第 7 章。

（2）激素治疗　目前，对于 PCP 患者是否应用皮质激素，意见尚不一致。多数人认为艾滋病合并严重 PCP 者，早期加用糖皮质激素可减缓缺氧、插管和以后的纤维化；有利于生存及减少呼吸衰竭的发生，但长期使用可能会促进 PCP 的发展。对于非艾滋病免疫功能低下者合并 PCP 应用激素尚无大规模临床对照试验，但有一项回顾性研究证实，重症 PCP 病人可短期应用激素作为辅助治疗。

（3）支持疗法　患者应卧床休息，予以丙种球蛋白、输血或输血浆，可以增强免疫力；加强营养；注意纠正水、电解质紊乱；纠正缺氧，可经鼻导管或面罩给氧，严重时气管插管或气管切开予以机械通气。合并细菌、病毒或真菌感染者，应用相应的药物治疗。

（4）原发病的治疗　白血病患者发生 PCP 的主要原因是白细胞减少和免疫功能异常，因此，积极治疗原发病，使患者达到缓解状态，骨髓恢复正常造血，使白细胞恢复正常，免疫功能重建，提高自身免疫力，也是治疗 PCP 的重要措施之一。

8.2.6　预防与预后

对于有发生 PCP 危险的病人应用复方磺胺甲噁唑或喷他脒预防是有效的，目的是预防潜在性感染转变为临床疾病，方法为：TMP 160mg + SMZ 800mg，每日 1 次或每日 2 次，每周连服 3 天；不能耐受 TMP/SMZ 者也可选用氨苯砜。但是目前对于白血病患者尚缺乏精确的免疫学指标来预测 PCP 危险度，有学者主张可以在 PCP 高发期间预防性用药，如白血病化学治疗后 30～100 天。

白血病合并 PCP 预后欠佳，病死率高。由于疾病进展较快，诊断较困难，部分患者不能得到有效治疗。即使患者能够得到有效治疗，患者也可能因为合并其他细菌或病毒感染而最终导致死亡。因此，预防可能是白血病合并 PCP 治疗的关键。

8.3　骨髓移植合并肺孢子菌肺炎

8.3.1　流行病学

肺部感染是免疫功能低下宿主比较严重的并发症，容易发展为严重感染，是免疫功能低下宿主死亡的主要原因之一。骨髓移植后由于造血和免疫重建，患者免疫功能低下，正常人很少致病的微生物肺孢子菌可以被激活而致病。其感染途径主要为患者体内潜伏的病菌被激活或是人-人传播。由于患者免疫反应受到抑制，临床表现不典型、感染容易播散、病死率高。更为棘手的是一种病原体感染的同时也为另一种病原体的入侵创造了有利条件（比如肺孢子菌感染往往合并有细菌和/或真菌感染），从而造成了临床上混合感染早期诊断难度大，往往导致严重后果。

PCP 主要发生在骨髓和造血干细胞移植后的中晚期，即移植后 30～100 天或更晚。异基因骨髓移植后间质性肺炎的发生率为 20%～50%，而在间质性肺炎中，肺孢子菌感染所占的比例为 5%～30%。随着复方增效磺胺的预防性应用，肺孢子菌感染导致的间质性肺炎的发生率明显降低。骨髓移植后 6 个月内，肺孢子菌感染导致的间质性肺炎的发生率为 5%～15%。骨髓移植 6 个月后，患有慢性移植物抗宿主病而接受免疫抑制药治疗者，亦可发生肺孢子菌感染导致的间质性肺炎，有资料显示骨髓移植后 7～12 个月，合并有慢性移植物抗宿主病（cGVHD）而接受激素治疗者，肺孢子菌感染导致的间质性肺炎的发生率为 13%。

8.3.2 发病机制

骨髓移植患者肺部的免疫和非免疫屏障均受损伤。预处理阶段接受多种化疗药物，肺组织局部免疫功能下降，肺泡巨噬细胞、淋巴细胞功能受损。大量免疫抑制药的应用导致体液免疫和细胞免疫缺陷。免疫球蛋白的降低、T 细胞免疫缺陷，使得机体对抗原刺激不能产生特异性抗体、调理抗体产生减少，从而使机体易受病原体的侵袭。肺孢子菌于人体肺泡Ⅰ型上皮细胞表面黏附寄生，在免疫功能低下者，处于潜伏期的肺孢子菌可大量繁殖、扩散，产生大量滋养体和包囊，直接损害肺泡Ⅰ型上皮细胞，肺泡和细支气管内泡沫样渗出，影响气体交换。在移植的中后期，随着血象的植入，中性粒细胞和淋巴细胞逐渐恢复，肺孢子菌感染后，中性粒细胞和淋巴细胞等炎症细胞在肺泡和间质内渗出，另外供受者细胞同时在肺部出现，引起局部免疫反应和多种细胞因子的释放（如中性粒细胞游走和 TNF-α、白介素-2、花生四烯酸代谢产物）导致肺组织损伤。表现为肺泡上皮细胞水肿变性，肺泡上皮细胞坏死脱落，肺泡基底膜暴露，肺泡腔内见蛋白样物质渗出，肺泡间质内见不同程度的胶原纤维增生，间质水肿，肺泡间隔增宽。

8.3.3 临床表现

典型的临床表现为呼吸困难、咳嗽、发热。咳嗽常为首发症状，干咳、痰量少为重要临床特征。骨髓移植后出现肺孢子菌感染，起病可能较轻微，仅表现为长时间发热和轻微呼吸困难，怀疑肺孢子菌感染者应及早进行支气管-肺泡灌洗液沉渣涂片寻找病原学依据。少数病人病情发展急骤，体温可达 39℃以上，1～2 天出现呼吸困难、气促、胸痛、进行性呼吸衰竭。接受双戊烷雾化预防者常合并气胸。肺部体征可听到散在的干性和湿性啰音，端坐位时呼吸困难加重。

8.3.4 辅助检查

8.3.4.1 实验室检查

（1）血常规　白细胞计数正常或稍高，嗜酸粒细胞偏高，淋巴细胞减少。

（2）血气分析　明显低氧血症，PaO_2 降低，$PaCO_2$ 不升高，无二氧化碳潴留。肺氧合功能降低，A-aDO_2 值增大。可有呼吸性碱中毒，晚期出现呼吸性酸中毒，肺功能显示弥散能力改变。$PaO_2 < 60mmHg$、A-a$DO_2 > 35mmHg$ 可作为 PCP 的血气判断标准。

（3）血清乳酸脱氢酶　血清乳酸脱氢酶水平升高，但对于诊断 PCP 无特异性。

8.3.4.2　病原学检查

随着复方增效磺胺的预防性应用，肺孢子菌感染导致的间质性肺炎的发生率明显降低。且临床上多合并其他病原菌感染表现为不典型肺炎，临床诊断误诊率高，因此提高肺孢子菌检出率对于诊断疾病尤为重要。

（1）痰培养　在骨髓移植患者，痰中检出肺孢子菌病不能诊断，这点与后天性免疫缺陷患者不同。

（2）支气管-肺泡灌洗液沉渣涂片　大多数病人支气管-肺泡灌洗液沉渣涂片阳性，偶有需要病人支气管镜活检。支气管-肺泡灌洗液沉渣涂片阳性是目前诊断的金标准。近几年由于有效的预防措施，具有典型特征的已经很少见，越来越多的病人是依靠支气管-肺泡灌洗液沉渣涂片阳性进行诊断。

（3）纤支镜活检　由于移植后造血功能的恢复程度不同，部分骨髓移植后血小板水平较低，经支气管镜肺活检在骨髓移植中的应用受到很大程度的限制。在临床上进行纤支镜活检需要移植医生和呼吸科医生共同协商。活检后的病理可以看到肺泡内不同程度蛋白样物质渗出，部分肺泡可见泡沫样物质和少许炎症细胞；肺泡上皮细胞增生、肿胀、脱落，肺泡间质水肿、增宽、纤维组织增多，局部可见纤维化样改变；在肺泡腔内、肺间质、巨噬细胞均可见肺孢子菌的滋养体和包囊。

（4）滋养体抗原检测　主要是采用直接免疫荧光抗体试验（DFA）和间接免疫荧光抗体试验（IFA）方法检测血清中的肺孢子菌 IgG、IgA，协助诊断。

8.3.4.3　影像学检查

早期 X 线胸片可以无特异性改变，1～2 周后表现为双侧肺门周围或对称的弥漫性间质性影像，可为细颗粒状、网状及磨玻璃状阴影。但病变发展极快，3～4 天后病变融合，出现典型的肺泡渗出性病变。HRCT 表现为广泛的磨玻璃影像，且常呈斑片状或局限性的形式，并有沿肺的中轴或肺门周围分布的优势。由于 PCP-骨髓移植病情急骤，很难见到在 PCP-艾滋病中出现的肺囊肿、肺不张、肺门淋巴结改变。影像学表现常在治疗后 2 周消失，但可见残留的纤维化，当间质纤维化是主要的放射学表现，且此过程超过数月至数年时，则属于慢性 PCP。利用镓闪烁法能够发现肺野中出现弥散性肺孢子菌堆积，其灵敏度为 90%～95%，由于成本及耗时等不利条件限制了其用途。X线平片或 CT 检查虽不能做病原诊断，其动态观察可对 PCP 的诊断和疗效有很大帮助。

8.3.5　诊断与鉴别诊断

8.3.5.1　诊断依据

（1）早期有发热、干咳、气短，晚期常有严重呼吸困难、发绀、进行性低氧血症、呼吸衰竭，肺部体征可听到散在的干性和湿性啰音。

（2）胸部 X 线检查：早期呈粟粒状或网状、结节状的间质性炎症，以肺门周围浸润为主，向肺的外周播散，继而出现肺泡性炎症改变，病变广泛而呈向心性分布，与肺水肿相仿。约 15% 的患者无典型 X 线表现。

（3）气管内抽吸物、支气管肺泡灌洗液或肺活检标本，找到肺孢子菌感染的包囊或滋养体为确诊依据。

8.3.5.2 鉴别诊断

PCP 主要发生于骨髓移植 30 天，6 个月内发病率高。典型的临床表现为呼吸困难、咳嗽、发热。胸部 X 线片表现为弥漫性间质性影像。但临床上骨髓移植后很少单独发生 PCP，常同时伴有细菌或病毒感染，临床表现及病情变化均不典型，对于骨髓移植后的肺部感染要注意与下列情况鉴别（表 8 - 3）。

表 8 - 3　骨髓移植的肺部并发症

并 发 症	BMT 后的时间（天）	发生率	肺部浸润
肺水肿	1 ~ 30	不清楚	弥漫性
弥漫性肺出血	1 ~ 30	5%	弥漫性
细菌性肺炎	1 ~ 30	20% ~ 50%	局部
真菌性肺炎	1 ~ 30	20%	局部
疱疹病毒性肺炎	1 ~ 30	5% ~ 7%	弥漫性
巨细胞病毒性肺炎	31 ~ 100	10% ~ 40%	弥漫性
特发性间质性肺炎	31 ~ 100	10% ~ 17%	弥漫性
PCP	31 ~ 100	< 1%	弥漫性

注：BMT 即 bone marrow transplantation，骨髓移植。

（1）巨细胞病毒（CMV）肺炎　骨髓移植后 CMV 肺炎常见，典型的 CMV 感染多发生在移植后的 1 ~ 3 个月，如果患者接受预防治疗，起病可能延迟，病死率可高达 80%。主要感染途径为移植物传递病毒以及受者体内潜在病毒的激活。CMV 间质性肺炎临床起病急、进展快，发热、进行性呼吸困难、发绀，不易纠正的低氧血症、血流动力学改变，白细胞降低，可见异型淋巴细胞，ALT 升高，胸部 X 线片表现为弥漫性间质肺炎或肺泡浸润，分布于中下肺野的磨玻璃阴影，薄层 CT 更好地显示磨玻璃病变，且常伴有随机分布的小结节，在病理上符合小的出血灶。确诊依赖于病毒或者病毒组分的检出以及血清学检查。治疗必须迅速高流量面罩或正压给氧，静脉用更昔洛韦（ganciclovir，GCV）和免疫球蛋白（intravenous immune globulin，IVIG）。其剂量和疗程为：诱导期共 21 天，GCV 5mg/kg 静滴，1 次/12h，IVIG 500mg/kg 静滴。

（2）特发性间质性肺炎　特发性间质性肺炎常在异基因骨髓移植后 3 ~ 20 个月，

为肺部非感染性炎症，多伴有慢性 GVHD 表现。临床上具有肺炎的症状和体征，肺功能损伤，主要表现为氧弥散功能降低，胸部 X 线片和 CT 出现多个小叶浸润影。支气管肺泡灌洗液和经支气管肺活检培养及细胞学检查未发现细菌或真菌，并且在 2 周后复查仍阴性。

（3）侵袭性真菌感染　真菌感染占骨髓移植病人肺炎的 12% ~ 45%。各种真菌均可在骨髓移植受者中引起肺部感染，曲霉菌是最常见的致命性真菌。侵袭性曲霉菌病多在移植后 6 个月内发生，临床表现无特异性，可以表现为咳嗽、胸痛、发热、咯血等。胸部影像学为边缘模糊的单发或多发结节影以及空洞、肺实变影像。"晕环征"在骨髓移植人群中不常见到，但具有非特异性。诊断依赖于真菌培养，包括痰液、支气管肺泡灌洗液等的培养以及经皮肺穿刺、开胸肺活检等组织标本的鉴定。由于曲霉菌的实验室培养困难而不敏感，可以通过就检测曲霉菌包膜上的抗原，半乳糖配甘露聚糖（galactomannan，GM）和 1,3-β-D-葡聚糖，辅助诊断。

（4）成人呼吸窘迫综合征　骨髓移植后由于感染及肺部的非感染性免疫反应，白细胞在肺内聚集，中性粒细胞产生活性氧增多，损伤肺泡毛细血管膜，通透性增加，发生渗透性肺水肿，出现呼吸困难、缺氧等急性肺损伤，严重者发生成人呼吸窘迫综合征。典型的放射学表现包括心影大小正常，血管蒂宽度正常，外周肺野有斑片状病变。随着疾病的进展，实变广泛，空气支气管征更显著，而胸腔积液较少见。可有小叶间隔增厚和周围支气管袖口征，但较心源性水肿少见。CT 表现：在 ARDS 早期为磨玻璃阴影与实变阴影，有时可有网状阴影重叠。肺内实质阴影从腹侧到背侧逐渐加重。但在由肺部疾病引起的 ARDS 患者，其肺部病变的浓度阴影与肺泡水肿的实质阴影有相似的表现，非下垂部的阴影可为原发病变所致。

（5）弥漫性肺出血　骨髓移植患者接受多种化疗药物及免疫抑制药，可损伤肺部的免疫和非免疫屏障，引起弥漫性肺出血，但其发生时间多在骨髓移植后 30 天内。弥漫性肺出血可导致广泛分布的气腔病变，主要在肺门周围及中下肺野显著地分布。急性出血超过几天后，气腔阴影可逐渐消失，并呈现出网状结节状影像。急性出血的 HRCT 表现为肺实变和磨玻璃密度影像，在一些病例也有轻度的小叶间隔增厚，但胸腔积液少见。在亚急性期可表现为弥漫分布的小结节及网状阴影，从而呈现出一种从肺泡到间质的且逐渐取代初始肺泡影像的过程。

8.3.6　治疗

（1）去除诱因　减少引起肺部的免疫和非免疫屏障损伤的因素。免疫抑制是 PCP 的直接诱因，检测移植过程中环孢素等免疫抑制药的浓度，调整用量。

（2）抗肺孢子菌感染治疗　如果确定为肺孢子菌感染，应在诊断 48h 内应用抗肺孢子菌药物。临床表现、肺 X 线片和 CT 高度怀疑 PCP，给予试验性治疗。首选药物为复方磺胺甲噁唑（TMP+SMX），对于不能耐受磺胺药物的患者，可以选择其他治疗方案如氨苯砜或喷他脒。详见第 7 章第一节。

（3）糖皮质激素 PCP 患者呼吸衰竭的发生率和病死率都很高，早期使用皮质类固醇类激素能减轻肺部炎症、水肿、改善呼吸状况，降低病死率。确诊为中或重度 PCP，大剂量 TMP-SMZ 和糖皮质激素是最好的治疗方案。目前推荐的糖皮质激素辅助治疗方案为：泼尼松 40mg，每天 2 次，第 1~5 天；40mg/d，第 6~10 天；20mg/d，第 11~21 天。不能口服者，可静注甲泼尼龙，剂量为前者的 75%。甲泼尼龙 30mg 静滴，每日 2 次，共用 5 天，改为 15mg 静滴，每日 2 次，共用 5 天，改为泼尼松 15mg 口服，每日一次，直至治疗 PCP 结束。需要接受 ICU 治疗患者（PaO$_2$<70mmHg 或肺泡-动脉氧梯度>35mmHg）应在确诊后 24~72h 内尽快开始糖皮质激素治疗，以争取最好疗效。

（4）合理应用抗生素 骨髓移植后肺孢子菌感染往往合并有细菌和（或）真菌感染，根据痰培养结果选择敏感抗生素，与抗肺孢子菌治疗联合抗感染治疗。

（5）支持治疗 积极补液，纠正水、电解质失衡，静脉或口服碳酸氢钠碱化尿液，保持尿液 2500~3000mL/d 以上，防出现复方增效磺胺肾功能损害。骨髓移植后患者多有营养不良，常需要静脉高营养支持。还可以静脉丙种球蛋白增强免疫力。缺氧表现明显者转入重症监护病房，呼吸机支持通气，维持 PaO$_2$≥60mmHg。

8.3.7 预防与预后

PCP 在骨髓移植后 6 个月内发生，其病死率高达 89%。骨髓移植后晚期 PCP 的病死率也达到 40%。故预防性应用抗肺孢子菌药物尤为关键。目前尚无大样本的前瞻性比较 TMP-SMZ、氨苯砜及双戊烷的有效性，但回顾性分析结果表明，应用 TMP-SMZ 是最有效的方法。一般在移植前 1~2 周（前 14 天到前 2 天）口服 TMP-SMZ，植入后再开始服用持续到停用免疫抑制药。推荐剂量 TMP-SMZ 为 2~3 天/周。如果合并有慢性移植物抗宿主病，需要的疗程更长，多超过 1 年。对于部分患者对磺胺类过敏，不能服用 TMP-SMZ，可选用氨苯砜 100mg/d，或采用双戊烷雾化吸入 300mg/3~4 周，雾化吸入疗效与静脉给药相近，可提高药物在肺泡局部浓度，降低血浆药物浓度而使毒副反应明显减少。但疗效均不如 TMP-SMZ。

影响 PCP 的预后因素：淋巴细胞减少的程度，缺氧持续的时间，胸部 X 线片肺泡浸润的程度，糖皮质激素的持续应用。存在上述因素，PCP 的病死率明显增加。建议在移植后 6 个月内出现不明原因发热、干咳、气促时及时就诊，尤其是患有慢性移植物抗宿主病而接受免疫抑制药治疗者。根据痰培养结果选择敏感抗生素，尽早完善放射学检查。注意鉴别 PCP 和巨细胞病毒感染。

8.4 老年病合并肺孢子菌肺炎

8.4.1 概述

近年来，老年病合并 PCP 越来越受到重视。老年患者由于细胞、组织器官老化，器官功能处于临界状态，常常并存多种慢性疾病，一旦发病，往往容易合并感染，迁延不愈，使用多种抗生素，免疫力下降，容易并发 PCP。老年病合并 PCP 具有自身的特点。

PCP 是一种发生于免疫功能低下患者的肺孢子菌严重肺部机会性感染。肺孢子菌广泛存在于人和其他哺乳动物的肺组织内，大多数正常人都曾有过肺孢子菌感染，只不过健康人感染肺孢子菌后多数为隐性感染，无症状。只有当宿主免疫功能低下时，侵入人体的肺孢子菌才开始进行大量繁殖，并在肺组织内扩散，导致间质性浆细胞性肺炎。

PCP 的高危人群主要有：①营养不良、体质虚弱的婴幼儿；②先天性免疫缺陷患者；③获得性免疫缺陷患者，即艾滋病患者；④白血病、恶性肿瘤和因器官移植大量应用免疫抑制药、抗代谢药、细胞毒素、抗生素或经放射治疗的病例；⑤长期反复应用广谱抗生素或糖皮质激素的患者；⑥孕妇及老年人由于免疫力降低也会增加发生 PCP 的危险。

老年人感染性疾病中，肺部感染最为常见，且为老年人的重要死亡原因之一。随着老龄化呼吸道防御功能及免疫功能下降、基础病增加，因而肺炎的患病率、疾病的严重程度及病死率也随之增加。另外，老年肺炎的临床表现不典型，常隐匿发病，易造成误诊或漏诊，治疗不及时病死率增加。英国报道 90% 的社区获得性肺炎（CAP）患者的年龄超过 65 岁。美国的一组数据显示，小于 45 岁者肺炎患病率为 91.6/10 万；45～65 岁肺炎患病率为 277.2/10 万；超过 65 岁肺炎患病率高达 1012.3/10 万。老年人重症肺炎的病死率较年轻人高出 3～4 倍。1992 年统计资料表明，因肺炎而死亡的人数为总死亡人数的第 6 位，现已升至第 4 位，且 89% 的死亡者为 65 岁以上的老年患者。国内亦有报道，60 岁以上老年人尸检中 45% 有肺炎，而在因肺炎死亡的人群中，老年人约占 85%。因此，随着人口老龄化的加速，老年人肺炎的诊治必须受到临床医师的重视，老年病合并 PCP，如能早期明确病原、早期诊断、及时治疗，可降低病死率，改善预后。

老年病人易感因素如下：

（1）解剖生理特点 老年人鼻黏膜变薄，腺体萎缩，分泌物减少；气管和支气管黏膜上皮和黏液腺发生退行性变，分泌功能减退；纤毛脱落、倒伏、运动减弱；肺弹性回缩力降低，有效气体交换面积减少；胸廓运动受限，咳嗽力量减弱；肺活量降低等。老年人的这些解剖生理的特点造成了防御功能及免疫功能下降，病原体易于侵入而引起肺部感染。

（2）免疫功能下降　人类胸腺进行性退变与老年免疫功能减低相平行，T细胞在免疫应答中的作用减弱，以致中性粒细胞趋化性及吞噬作用减弱。同时，老年人呼吸道分泌型IgA下降，从而使老年人呼吸道防御微生物、内毒素和其他抗原性物质侵入黏膜层的能力减弱，故易招致呼吸道感染和损伤。此外，老年人B淋巴细胞在抗原刺激下转化为浆细胞分泌特异性抗体的能力也随年龄增长而降低。上述均可能是导致老年人肺部感染发病率增高的原因。

（3）基础疾病多　老年人常患有多种疾病，如慢性阻塞性肺疾病、糖尿病、充血性心力衰竭、恶性肿瘤及脑血管疾病等，致使局部或全身免疫功能下降，易引起肺部感染。如糖尿病患者中性粒细胞吞噬细菌能力降低，蛋白质合成减少，导致机体免疫功能下降；高血糖有利于细菌繁殖，糖尿病血管神经病变引起血流缓慢，影响局部组织对感染的反应等均使糖尿病患者容易发生感染。脑血管病的患者往往吞咽功能及咳嗽反射等呼吸道清除机制受损，使细菌容易进入并存留于下呼吸道而引起感染。恶性肿瘤患者由于肿瘤消耗、反复化疗和放疗、营养不良、疼痛等导致机体免疫功能下降，易发生感染。

（4）口咽部定植菌增加　定植于上呼吸道的病原菌随口咽部分泌物误吸进入下呼吸道和肺泡，是医院内下呼吸道感染的中心环节。老年人口咽部定植菌（尤其是革兰阴性杆菌定植）较年轻人明显增加。正常人口咽部虽有细菌寄居，但在多种因素影响下能阻止致病菌的寄居，如革兰阴性杆菌的发现率一般为2%，且常为暂时出现，而65岁以上老年人可达20%，合并有基础疾病、使用广谱抗菌药物的老年患者口咽部革兰阴性菌的定植率可高达80%。另外，金黄色葡萄球菌的发现亦有所增加，而口咽部肺炎链球菌的带菌一般不随年龄增长而增多。

（5）大团或小量误吸　老年人喉腔黏膜萎缩，喉部感觉减退，常引起吞咽障碍，使食物易呛入下呼吸道，口咽部的寄居菌也更易进入下呼吸道而发生肺炎。Sekizawa等证实，无症状性吞咽障碍的老年人，咳嗽反射降低；Kikuchi等对老年社区获得性肺炎进行研究发现，70%存在误吸，而正常人群仅10%；脑血栓和脑出血的患者，夜间无症状性吞咽障碍更为明显，发生吸入性肺炎是由于咳嗽反射减弱所致。

（6）胃肠功能紊乱　老年人胃液分泌减少、胃酸下降等，易于口咽部细菌寄居。另外，食管、胃蠕动功能差，易引起反流、误吸。

（7）医源性因素　镇静安眠药的使用，抑制了呼吸和呼吸道保护性反射，痰液不易咳出，或口咽部分泌物流入下呼吸道而无反射性咳嗽；激素及免疫抑制药的使用，降低了机体的免疫功能；抗酸药的使用，尤其是质子泵抑制药的应用使胃酸度明显减低，导致细菌的大量繁殖，并因胃、食管的蠕动减弱而反流、误吸至呼吸道；因基础疾病行气管插管、气管切开、留置鼻饲管等，均可破坏呼吸道防御屏障并造成误吸。另外，留置的管道大多是由聚氯乙烯、硅胶等材料制成，细菌极易在这些材料表面黏附和定植，形成细菌生物被膜。有生物被膜形成的细菌，常常对抗菌药物耐药，使细菌难以清除，可引起反复呼吸道感染。

（8）营养不良 老年人常由于牙齿缺失等原因影响进食，消化吸收功能亦有所减退，因而造成偏食、营养不全面而致抗病能力减弱。

8.4.2 临床表现

8.4.2.1 老年病的特点

（1）多病共存 北京医院统计 60～69 岁组人平均患 9.7 种疾病，90 岁以上患 11.1 种疾病。

（2）起病缓慢 在相当长时间内无症状，无法确定其发病时间，如动脉粥样硬化、糖尿病及骨质疏松症等。

（3）变化迅速 起病隐匿，发展缓慢，病情迁延，但当疾病发展到一定的阶段，当器官功能处于衰竭的边缘时极易导致病情恶化。

（4）发病方式独特 75 岁以上的老人最脆弱的部位是脑、下尿路、心血管及运动系统。无论何种疾病发作，都以跌倒、不想活动、精神症状、大小便失禁、生活能力丧失等发病。年龄愈大，老年病五联征之一项或几项表现愈明显。这时应首先考虑感染性疾病，其次是非感染性疾病、药物不良反应、出血、缺血及缺氧等，切勿将其误认为年老所致而延误诊断和治疗。

（5）临床表现不典型 因衰老、病残和疾病交织在一起，使疾病临床表现不典型。

1）疾病的特异性症状表现为非特异性，如老年肺炎仅有纳差、乏力等症状，缺乏呼吸道症状；老年心功能衰竭表现为精神症状、味觉异常、腹胀、腹痛等症状，故老年人轻微症状的背后可能隐藏着严重的疾病，因此对有非特异性症状的老年人，应详细询问病史，全面检查，密切观察病情变化。

2）共存的多种疾病之间相互影响，使症状不典型。

3）无症状（亚临床型）多。老年人无痛性心肌梗死占 20%～80%，而成人患病仅占 7%；三多一少是糖尿病的典型表现，老年人无症状者占 52.8%，成年人仅占 15%；老年人腔隙性脑梗死 80% 无症状；老年人下尿路感染和肺结核亦常无症状。

4）非老年病医师对老年病特点往往认识不足，将典型表现误以为不典型，如感染患者无发热或局部症状，对脑功能衰竭的高龄女性患者则属典型表现，这在年轻人中却非常少见。

（6）并发症多

1）容易发生感染。

2）容易引起水、电解质失衡。

3）容易引起多器官功能衰竭。

4）运动性疾病：局部可发生痉挛、失用性肌萎缩、褥疮、骨质疏松症、血栓与栓塞、水肿以及皮肤指甲萎缩等，全身可出现直立性低血压、感染性疾病、抑郁症、痴呆、消瘦、低蛋白血症、便秘及大小便失禁。

（7）药物不良反应多　正因为老年病有上述特点，作为医生，"你不能用成年人的眼光看待儿童，同样也不能用年轻人的眼光看待老年人"。

8.4.2.2　老年病合并肺部感染的临床特点

（1）临床表现不典型　由于高龄和基础疾病的存在，部分老年人呼吸道症状不典型或缺如，可无肺部感染典型的咳嗽、咳痰及胸痛等症状。由于对感染反应低下，缺少畏寒、发热、白细胞增加等症状。呼吸系统以外症状往往掩盖了肺炎，不少老年性肺炎表现为精神差、意识障碍、乏力、嗜睡、食欲不振、恶心、呕吐、心动过速，甚至大小便失禁；有的则表现为原有的基础疾病恶化。除了局部可闻及湿性啰音外，通常无实变体征。

（2）胸部 X 线片检查阳性率低　有报道老年性肺炎 X 线诊断的阳性率仅为58%。老年患者若伴有脱水，特别在血白细胞偏低时，可减缓肺部浸润灶的出现，在观察胸部 X 线片时还需注意肺部基础病变的干扰，如伴发心力衰竭、急性呼吸窘迫综合征、肺间质纤维化及肺栓塞时，炎性浸润病灶可被遮盖而不易被发现。肺气肿、肺大疱常导致不完全肺实变。胸部 X 线片常表现为支气管炎、小叶性肺炎，炎症病变通常侵犯多叶。老年人肺炎吸收可延迟至6~8周，但吸收延缓还需考虑感染菌是否产生耐药性，特别要警惕阻塞性肺炎或肺结核存在的可能。

（3）引起感染的病原微生物多种多样　有报道，老年性肺炎细菌培养病原菌多达14种，且以混合感染为多见；支原体患病率占总肺部感染的20.3%；军团菌肺炎也时有所见；病毒感染在高龄 CAP 患者中较多见，约占6%。但细菌仍是老年人肺部感染的主要病原菌，社区获得性肺炎中典型的肺炎链球菌肺炎明显减少，而流感嗜血杆菌和革兰阴性杆菌的比例有所上升；院内获得性肺部感染（NP）革兰阴性杆菌所占比例较前几年上升了近20个百分点，达到70%左右，尤其是铜绿假单胞菌和不动杆菌等非发酵菌上升较快；耐药菌的分离率明显高于其他年龄组患者，且耐甲氧西林金黄色葡萄球菌（MRSA）和产超广谱β-内酰胺酶（ESBL）的革兰阴性杆菌的检出率逐年升高，已成为老年肺部感染的重要死因之一。

（4）吸入性肺炎是老年人肺炎的一个重要原因　患者常因吞咽反射、咳嗽反射减弱，免疫功能低下或留置鼻饲管、气管切开，气管插管等因素造成误吸而感染。老年人多为无症状性吸入，即使采取措施也难以避免。

（5）医院内获得性肺部感染发病率高　多于入院48h后发生或原有的支气管-肺部疾病住院期间发生新的病灶，并经病原学证实有新的感染。老年人发生医院内肺部感染占67.1%。

（6）合并慢性疾病多　在需要住院的老年肺部感染患者中，60%～91%合并有一种或多种基础疾病。常见的有慢性阻塞性肺疾病、糖尿病、冠心病、高血压病、脑血管疾病、心力衰竭、呼吸衰竭及恶性肿瘤等。

（7）并发症多、预后差

1）容易发生二重感染：老年人应用广谱抗菌药物后，数天内即可能引起真菌等二重感染。

2）容易引起水、电解质失衡：老年人口渴中枢的敏感性降低，同时肾处理钾的能力减弱，对水、电解质的调节功能差。

3）容易发生多器官功能衰竭：老年人大多数原先有一种或多种重要脏器的慢性疾病，一旦发生较为严重的肺部感染，易引起感染性休克、心律失常、消化道出血、弥散性血管内凝血和多器官功能衰竭。肺部感染是内毒素重要来源，常常导致大量炎性介质释放，使之成为致炎因素的产生场所。一方面对肺组织造成损伤，另一方面作用于全身各器官，形成失控的全身炎症反应，成为多器官功能衰竭启动的因素。同时，肺组织损伤也可启动凝血系统，引起微血栓形成，导致器官衰竭发生。多器官功能衰竭的器官以肺、心、脑、肾最为常见，首发衰竭以肺居首位。专家认为，肺在大多数情况下可能是多器官功能衰竭的启动器官，预防并有效控制肺部感染、防止呼吸衰竭的发生，可以降低多器官功能衰竭的发生率。保护各器官功能，尤其是保护肾功能，预防肾衰竭，可以降低多器官功能衰竭死亡率。

8.4.2.3　老年病合并 PCP 临床表现

老年、反复应用广谱抗生素、血 $CD4^+T$ 细胞减少者，即使没有 HIV 感染，在长期应用呼吸机期间或反复发生 HAP，发生 PCP 是可能的。PCP 潜伏期多数为 1～2 个月，多起病急，临床表现主要有发热、干咳、气促和呼吸困难，最终导致呼吸衰竭。发热见于多数的老年人 PCP 患者，但老年人 PCP 患者呼吸道症状可不典型或缺如，可无肺部感染常见的咳嗽、咳痰及胸痛等症状。非老年 PCP 患者可肺部阳性体征少，体征与疾病症状的严重程度往往不成比例，而老年人 PCP 患者，尤其是气管插管应用呼吸机者，可有呼吸音粗、下肺闻及干湿啰音。

老年人 PCP 的临床特点：①临床表现不典型，呼吸道症状不典型，可无咳嗽、咳痰及胸痛，缺少畏寒、发热、白细胞增加等症状，仅表现为精神差、乏力、嗜睡、食欲不振等；②多为混合感染、吸入性感染；③呼吸机相关性肺炎常见；④基础疾病多，常有糖尿病、心脑血管疾病、COPD 等；⑤并发症多、预后差，容易发生二重感染；容易引起水、电解质失衡；容易发生多器官功能衰竭。

8.4.3 辅助检查

8.4.3.1 血常规

外周血白细胞计数与原发病有关，正常或稍高。嗜酸粒细胞计数增高。

8.4.3.2 血气检查

血气分析有明显的低氧血症，动脉血氧分压常在 60mmHg 以下，动脉血 CO_2 分压正常或稍低，肺泡-动脉氧分压差增大，可有呼吸性碱中毒，晚期出现呼吸性酸中毒。

8.4.3.3 胸部 X 线检查

往往在起病 1 周以后出现双侧间质弥漫性网格状、条索状或斑点颗粒状阴影，自肺门向外扩散，以后可融合成结节或云雾状，或有空洞形成。可见双肺从肺门开始的弥漫性网状结节样间质浸润，有时呈毛玻璃状阴影，一般不累及肺尖、肺底和肺外带；有时可见肺部局限性结节阴影、大叶实变、空洞、肺门淋巴结肿大、胸腔积液等，但多数患者合并细菌或真菌感染，X 线检查多不典型。

8.4.3.4 肺功能检查

肺总气量、肺活量均减少，肺弥散功能减退。

8.4.3.5 检查病原体

由于 PCP 临床症状没有特异性，目前主要依靠病原学检查来确诊。通常以肺组织或下呼吸道分泌物标本发现肺孢子菌的包囊和滋养体为金标准。因肺孢子菌不能常规培养生长，涂片检查为主要方法。①痰液检查方便安全而且无损伤，易于被患者接受，但阳性率很低，对于那些衰弱、无力将肺底部痰液咳出者更影响痰液的阳性率，雾化引导痰液可提高检出率。②支气管-肺泡灌洗液术在临床上应用较为广泛，大多数患者支气管-肺泡灌洗液沉渣涂片阳性，敏感度较高，是目前首选的诊断方法。若同时结合纤维支气管镜活检，阳性率可达 90% 以上。③经皮肤肺穿刺活检或开胸肺组织活检获取标本的方法阳性率较高，但由于可引起出血、气胸等并发症，一般不采用。

（1）标本

1）痰液：痰液检查方便安全而且无损伤，易于被病人接受，但除了继发艾滋病外，病人很少产生痰液，而且检出率低仅 30%，对于那些衰弱无力将肺底部痰液咳出者更影响痰液的阳性率。可用超声雾化器吸入高张盐水（3% ~5% 氯化钠）气雾剂来诱发刺激病人咳嗽来获得痰液，再将标本用 2% 的乙酰半胱氨酸（即痰易净，黏液溶解剂）处理 0.5 ~1h 后，5000r/min 离心 10min，取沉渣涂片、染色镜检。

2）支气管肺泡灌洗液（BALF）和经支气管肺活检：可根据直接将纤维支气管镜插入细支气管中，用 100mL 无菌生理盐水分 4 ~5 次从纤微支气管镜注入，反复用吸引器吸出，回收灌洗液 40 ~60mL，经离心后取沉渣染色镜检。必要时可在灌洗后经支气管镜取肺组织标本检查。此方法敏感率较高，可达79%～98%，如病人一般情况能耐受纤微支气管镜检查时，应首先考虑采用。若同时结合纤微支气管镜活组织检查，阳性率达94%～100%，但对于曾预防性治疗的PCP患者，其敏感性下降。

3）经皮肤肺穿刺活检或开胸肺组织活检：获取标本的阳性较高，由于两者对病人均有较大的创伤，一般不采用，仅限于痰液及纤微支气管镜检查阴性而临床高度怀疑又必须进一步检查的病人。

（2）染色方法

1）六胺银染色法（gomorimethenamine silver stain，GMS）：为检查包囊的最好方法，包囊壁染成灰黑色或深褐色，呈特征性括弧样结构，包囊内容物不着色，直径5～8μm，多呈塌陷性空壳，染色的病原体和背景反差大，易于观察，但不易与其他真菌鉴别。该方法的缺点是操作复杂且费时。

2）姬姆萨染色（Giemsa stain）：该方法简单，染色后包囊不着色，胞浆呈淡蓝色，包内有4～8个染成深红色的子孢子，直径1.5～4μm，易于与真菌鉴别，但是由于黏液等成分也着色，与背景对比度差，读片困难，敏感性也较低，Kirsch等对GMS和姬姆萨两种染色方法进行比较，检测痰液标本的敏感性分别为71%和67%，特异性100%。

3）免疫荧光法：从免疫动物或患者体内获得抗体，以荧光素标记抗体，用直接或间接免疫荧光技术检测肺孢子菌，这种方法简单快捷，易辨认包囊，敏感性高，缺点是存在假阳性。有人报道间接免疫荧光检测呼吸道标本（雾化排痰和BAL）的敏感性和特异性分别为80%和90%；用直接免疫荧光方法（DFA）和姬姆萨染色检测痰液标本的敏感性分别为72%和70%，特异性均为100%，检测BALF标本的敏感性均为100%，而特异性分别为96%和100%。免疫荧光法可提高检测痰液的敏感性，但对于BALF无优势。

（3）血清学检查

1）抗体检测：常用的方法有酶联免疫吸附试验、间接荧光抗体试验和免疫印迹试验（Western blot，WB）检测血清特异性抗体，阳性率多为50%～90%，由于肺孢子菌的广泛存在，人群中阳性率很高，在健康人群中用免疫荧光法检测，滴度≥1∶40者占90%，除非检测抗体滴度有4倍以上增加才有诊断意义，否则诊断价值不大。抗体出现于PCP的早期，发热期达高峰，因此，抗体的检测对PCP的早期诊断无应用价值，可用于流行病学调查。

2）抗原检测：用荧光素标记单克隆抗体进行直接免疫荧光法或酶标记单克隆抗体进行免疫组织化学染色法检测痰液、支气管肺泡灌洗液（BALF）肺活检组织中的肺孢子菌滋养体或包囊，阳性率高，特异性强。

（4）PCR方法　该方法可有效检测标本中肺孢子菌的DNA，且不受其形态及生活时期的限制，诊断的敏感性和特异性相对较高。可以采用支气管-肺泡灌洗液、咳痰、诱导咳痰、口咽部冲洗液等标本进行检测。目前，常用的引物主要为编码 rRNA 大亚基的部分线粒体基因，即 trRNA、rRNA 内部转录间隔区（ITS）、18S rRNA、5S rRNA 等。Nuchprayoon 等通过 FTA 滤膜从 162 例已确诊为 PCP 的患者的诱导痰和支气管肺泡灌洗液制备 DNA 模板，通过扩增肺孢子菌线粒体 5S rRNA 基因后发现，FTA-PCR 的敏感性和特异性都很高，分别为 90% 和 91%，与常规提取 RNA 方法后再扩增相似，因而 FTA-PCR 可用于 PCP 的诊断。Golab 等通过巢式 PCR 检测 10 例艾滋病患者和 5 例艾滋病合并 PCP 患者鼻咽冲洗液后发现，5 例艾滋病合并 PCP 患者肺孢子菌全都阳性，10 例中艾滋病患者有 8 例阳性。综上资料可以看出 PCR 不仅无创伤，而且具有很好的敏感性和特异性，故在一些医院已作为诊断 PCP 的常规检查。

8.4.4　诊断与鉴别诊断

凡免疫功能低下或缺陷的病人以及长期接受免疫抑制药治疗的病人，如病程中出现原发疾病无法解释的发热、干咳、进行性呼吸困难而肺部 X 线检查符合间质性肺炎改变时，应高度怀疑本病，确诊依靠病原学检查如痰液或 BALF/肺组织活检等发现肺孢子菌的包囊或滋养体。对于临床高度怀疑本病而未找到病原学证据时可以进行试验性治疗。

本病应与细菌性支气管肺炎、病毒性肺炎、衣原体性肺炎、肺部真菌病、肺结核等相鉴别。主要应与 CMV 肺炎等肺间质性肺炎进行鉴别。

此外，对于诊断老年人肺部感染，应按照中华医学会 1999 年制定的《社区获得性肺炎诊断和治疗指南（草案）》及《医院获得性肺炎诊断和治疗指南（草案）》，但在临床实际工作中应注意老年人肺部感染临床表现不典型。一方面应全面、细致地询问病史，认真、周到地进行体检；另一方面应及时、正确地选择必要的辅助检查来协助临床诊断，并对病情的严重程度及并发症进行评估。

病情严重程度的评价：许多因素增加了肺部感染的严重性和死亡危险，下列情况多为重症肺炎的表现，必须密切观察，积极救治。①意识障碍；②呼吸频率 > 30 次/分；③$PaO_2 < 60mmHg$、$PaO_2/FiO_2 < 300$，需行机械通气治疗；④血压 < 90/60mmHg；⑤胸部 X 线片显示双肺或多肺叶受累，或入院 48h 内病变扩大 ≥ 50%；⑥少尿，即尿量每小时少于 20mL 或 4h 少于 80mL，或急性肾衰竭需要透析治疗。

8.4.5　治疗

老年病合并 PCP 的治疗原则是积极控制感染，采取综合措施，重视并发症及并存病的防治，加强营养支持及护理，提高抗病能力，促其早日康复。

8.4.5.1　一般治疗

PCP 病人多有免疫功能低下，一般健康状况差，因此，应加强支持治疗和恢复病人的免疫功能。卧床休息，给予吸氧、改善通气功能，注意水和电解质平衡。如病人进行性呼吸困难明显，可人工辅助呼吸；多次输新鲜血或血浆；减少或停用免疫抑制药；对合并细菌感染者应选用合适的抗生素抗感染。对于并发 PCP 的艾滋病病人，在对病原治疗的同时可加用肾上腺皮质激素类药物减轻呼吸衰竭的发生，提高生存率。

（1）护理　在老年肺部感染整个过程中，心理护理非常重要，要多关心、安慰老人，密切观察病情变化。急性期多卧床休息，病情好转后适当活动。加强口腔护理，清洁口腔可减少二重感染及口咽部定植菌。高热者应给予物理降温，如冰袋、乙醇擦浴，有条件可用冰毯，使患者体温降至39℃以下，必要时给予药物降温。

（2）营养支持治疗　注意出入量平衡，鼓励患者多饮水，进食高蛋白、高热量、易消化的食物，不能进食者可置鼻饲管鼻饲或适当静脉营养支持。采取少吃多餐，进食时及进食后30min 要取坐位或半卧位，以防止呛咳、误吸。保持大便通畅。

（3）保持呼吸道通畅　定期翻身拍背，鼓励并帮助患者咳嗽，排痰。咳痰困难者可给予祛痰药。根据病情可选择口服、静脉注射或雾化吸入，必要时用器械吸痰。有支气管痉挛时，可适当选用 β_2 受体激动药和茶碱类药物。

（4）吸氧　当 PaO_2 低于60mmHg 时，应给予吸氧，必要时正压给氧，使 PaO_2 保持在60mmHg 以上或 SaO_2 保持在90%以上。

（5）肾上腺皮质激素　1990 年美国国立健康协会-加利福尼亚大学专家小组制定了使用肾上腺皮质激素辅助治疗艾滋病病人 PCP 的统一规定。指征：中重度 PCP 病人 $PaO_2 < 70 \sim 80$mmHg 或肺泡-动脉血氧分压差 >35mmHg。使用时机：抗 PCP 治疗开始同时或72h 内。剂量：泼尼松40mg，每天2次，口服5天后改20mg，每天2次，口服5天，再改20mg，每天1次，口服，直至抗 PCP 结束。如静脉用甲泼尼龙，其用量为上述泼尼松的75%。

（6）合并症及并发症的治疗　重视基础病的治疗，如糖尿病患者注意血糖控制等，注意水、电解质、酸碱平衡，根据电解质检查和血气分析结果考虑酸碱失衡的纠正，但不宜操之过急，以免矫枉过正。老年人易发生心力衰竭，应注意控制输液速度及输液量。发生心力衰竭时，给予小剂量强心药、利尿药治疗。如有呼吸衰竭，可适当用呼吸兴奋药，必要时行无创或有创机械通气。

8.4.5.2　抗肺孢子菌治疗

详见第7章7.1节。

8.4.5.3　抗菌治疗

老年病合并 PCP 时，肺部常常合并有其他细菌感染。抗菌药物对于治疗老年人肺部细菌感染非常重要。抗菌治疗应及时，有报道在就诊8h 内给予有效的抗菌药物，可明显降低老年肺部感染患者的病死率，否则，每延迟1h 都会增加病死率。

（1）抗菌药物的选择

在病原菌未明确之前，早期抗感染治疗均为经验性治疗。早期经验性治疗的正确与否，直接关系到患者的预后。经验性治疗主要根据患者是社区获得性肺炎还是院内感染、病情的严重程度等考虑选择不同的抗菌药物。

1）在门诊治疗的老年社区获得性肺炎　常见病原体包括肺炎链球菌、流感嗜血杆菌、需氧革兰阴性杆菌、金黄色葡萄球菌和卡他莫拉菌等。建议选用第二代头孢菌素，β-内酰胺类/β-内酰胺酶抑制药复方制剂，或联合大环内酯类、新喹诺酮类药物。

2）需要住院的老年社区获得性肺炎　常见病原体有肺炎链球菌、流感嗜血杆菌、复合菌（包括厌氧菌）、需氧革兰阴性杆菌、金黄色葡萄球菌、肺炎衣原体和呼吸道病毒等。建议选用：①第二代头孢菌素单用或联用大环内酯类；②头孢噻肟钠或头孢曲松钠单用，或联有大环内酯类；③新喹诺酮类或新大环内酯类；④青霉素或第一代头孢菌素，联合喹诺酮类或氨基糖苷类。

3）需要住 ICU 的老年社区获得性肺炎　常见病原体有肺炎链球菌、需氧革兰阴性杆菌、嗜肺军团菌、肺炎支原体、呼吸道病毒和流感嗜血杆菌等。建议选用：①大环内酯类联合头孢噻肟钠或头孢曲松钠；②具有抗假单胞菌活性的广谱青霉素/β-内酰胺酶抑制药或头孢菌素，或前两者之一联合大环内酯类；③碳氢酶烯类（美罗培南、亚胺培南等）；④青霉素过敏者选用新喹诺酮类联合氨基糖苷类。

4）老年院内感染的治疗　院内感染最常见的致病菌依次为铜绿假单胞菌、肺炎克雷伯菌、大肠杆菌、耐甲氧西林金黄色葡萄球菌、不动杆菌等。如为轻症、早发性院内感染，可用单药治疗（不必包括具有抗假单胞菌活性药物），可选用第三代头孢或广谱青霉素和/β-内酰胺酶抑制药，或头孢菌素和/β-内酰胺酶抑制药，或新喹诺酮类等。对于晚发性、重症、复杂情况的院内感染要联合用药，应覆盖假单胞菌。必要时，联合用抗真菌药和抗甲氧西林金黄色葡萄球菌药物。应强调老年人抗菌药使用疗程应个体化，取决于不同病原体、严重程度、危险因素、基础疾病及临床治疗反应，轻症者建议 7~10 天，重症、有危险因素及某些特殊致病菌（如铜绿假单胞菌、不动杆菌、MRSA 等）可 14~21 天。

（2）抗菌药物治疗中的几个问题

1）细菌的耐药性　近年来，由于抗菌药物的广泛使用，特别是老年患者多有长期或反复使用抗菌药物的病史，使耐药菌的分离率明显高于其他年龄组患者，主要表现为耐甲氧西林金黄色葡萄球菌和产超广谱 β-内酰胺酶的革兰阴性杆菌的检出率逐年升高，已成为老年肺部感染的重要死因之一。

超广谱 β-内酰胺酶菌株多由第三代头孢菌素诱导产生，不仅对 β-内酰胺类抗生素有很高的耐药率，而且对氨基糖苷类、喹诺酮类耐药率也在 60% 左右，但对 β-内酰胺酶抑制药敏感。因此，临床上遇到由产超广谱 β-内酰胺酶革兰阴性杆菌引起的老年肺部感染时，建议首选含 β-内酰胺酶抑制药的复方抗生素制剂或碳氢酶烯类抗生素。

头孢菌素酶（AmpC 酶）可作用于大多数青霉素和第一、第二、第三代头孢菌素，而第四代头孢菌素、碳氢酶烯类不受该酶作用。所有的革兰阴性杆菌都能产头孢菌素酶，肠杆菌、枸橼酸杆菌、沙雷菌、铜绿假单胞菌中可高频诱导产生，但临床微生物室不能常规检测。当临床上出现上述细菌感染，开始几天第三代头孢菌素治疗敏感，而随后发生耐药时，应怀疑为高产头孢菌素酶的细菌感染，可选用第四代头孢菌素和碳氢酶烯类抗生素。酶抑制剂复合制剂不能用于治疗产头孢菌素酶菌株的感染。

老年患者是耐甲氧西林金黄色葡萄球菌感染的高危人群，尤其在监护病房，容易导致耐甲氧西林金黄色葡萄球菌的流行。耐甲氧西林金黄色葡萄球菌对所有青霉素类、头孢菌素类、碳氢酶烯类和 β-内酰胺类、β-内酰胺酶抑制药复合制剂耐药，万古霉素是目前临床治疗耐甲氧西林金黄色葡萄球菌疗效肯定的抗生素，自应用以来未发现耐药。

2）药效-药动学（PK/PD）模型的应用　根据不同药动学特点确定合理的给药方式，以获得最好的治疗效果，减少耐药的发生。大多数 β-内酰胺类抗生素属于时间依赖性抗菌药物，要求分次给药，一次给药浓度不必过高。喹诺酮类、氨基糖苷类及部分大环内酯类属于浓度依赖性抗菌药物。此类药每天只需给药 1～2 次，但必须有较高的峰浓度。

3）重症肺炎的治疗策略　即重症肺炎最初经验治疗的"猛击"（hitting hard）和明确病原学诊断的"降阶梯"（step-down therapy）治疗的策略。"猛击"原则即覆盖所有可能的病原体（铜绿假单胞菌、不动杆菌和产超广谱 β-内酰胺酶或头孢菌素酶的肠杆菌科细菌，有时需包括耐甲氧西林金黄色葡萄球菌、真菌等），所选抗生素应是快速杀菌型广谱抗生素。一旦病原学诊断明确（48～72h），则立即缩窄抗菌谱，改为敏感、针对性强的抗菌药物。最初的经验治疗强调的"猛击"，必须有严格的指征，包括：①重症肺炎（高热、呼吸频率增加、器官功能出现损害）；②高 APACH Ⅱ 评分、PORT 评分、CPIS 评分；③存在危险因素（已接受抗菌药物治疗、长时间 ICU 治疗、机械通气）；④老年人。

4）序贯疗法及其应用的意义　为了寻求解决临床治疗与医疗费用之间的矛盾，尽量降低医疗费用，提出了抗微生物药物序贯疗法（sequential therapy）以及转换疗法（switch therapy）的概念。其要点是：住院患者经短期静脉用药病情稳定后，将静脉注射剂改为口服药物继续治疗。在不影响患者疗效的基础上，这样做可降低医疗费用，并可减少由于长期住院可能产生的并发症和细菌耐药性。另外，可减轻患者注射部位疼痛的痛苦，使患者活动更方便，并能早日出院。

a. 序贯疗法的定义：为同一种药物剂型的转换，但前提是口服制剂有高的生物利用度（>50%）及有效性，并且患者的胃肠功能良好，能吸收及耐受口服药物。

b. 转换疗法：也属于序贯疗法的范畴，其定义为作用相近的不同种药物之间的转换。如 A 类药物静脉用药后，继以 B 类药物的口服制剂。这种转换多数用于在同样有效的情况下 B 类药物更价廉或体外试验结果显示 B 类药物比 A 类药物更有效，或为 A 类药物无作用，仅对 B 类药物有效。

5）严密注意药物的毒性反应 老年人一方面因肝肾功能减退，另一方面抗菌药物对人体某些脏器的毒性反应又多随年龄增加而加大，务必权衡利弊，慎重选择药物的品种及其用法和剂量。氨基糖苷类、多肽类抗生素及多种抗真菌药均对肾有不同程度的损害，必须在肾功能监护下使用。必要时，适当延长给药间隔时间。大剂量青霉素、亚胺培南、喹诺酮类可引发精神症状；青霉素、利福平有促凝作用，易致血栓形成，因而必须加强观察。

8.4.6 预后与预防

8.4.6.1 预后

老年病合并 PCP 预后与下列因素有关。

（1）年龄 年龄越大，病死率越高。70 岁以下病死率为 29%，而 70 岁以上高达 48%。

（2）感染细菌的种类 合并革兰阴性杆菌肺炎病死率较高，肺炎球菌肺炎较低。单一细菌感染病死率为 19.6%，而两种以上细菌感染病死率高达 23% ~33%。

（3）有无并发症 如并发感染性休克、呼吸衰竭等病死率高。

（4）有无基础疾病 原有心、肺、肝、肾等重要脏器疾病者预后差。

（5）治疗是否及时 治疗是否及时和措施是否得力，直接影响预后。

8.4.6.2 预防

应采取针对高危因素的预防措施。针对营养不良、体质虚弱、先天性免疫缺陷或者获得性免疫缺陷患者、白血病、恶性肿瘤和因器官移植大量应用免疫抑制药、抗代谢药、细胞毒素、抗生素或经放射治疗的病例，可采取下列预防措施，保持口腔卫生，防治口腔和牙齿疾病，戒烟，避免受凉和感冒；对长期卧床患者，进食、进水应避免呛咳；经常呛咳者应置胃管鼻饲；应多翻身拍背，刺激排痰。为了明确非艾滋病免疫功能不全的病人是否需要进行 PCP 的预防性治疗，Grewal P. 等通过系统综述的方法分析了相关文献，结果发现目前对于非艾滋病病人还没有推荐进行 PCP 的预防治疗。

参 考 文 献

［1］Hay J W, Osmond D H, Jacobson M A. Projecting the medical costs of AIDS and ARC in the United States［J］. Journal of Acquired Immune Dificiency Syndromes, 1988, 1(5): 466 –485.

［2］Phair J, Munoz A, Detels R, et al. The risk of *Pneumocystis carinii* pneumonia among men infected with human immunodeficiency virus type 1［J］. The New England Journal of Medicine, 1990, 322(3): 161 –165.

［3］Kaplan J E, Hanson D, Dworkin M S, et al. Epidemiology of human immunodeficiency virus-associated opportunistic infections in the United States in the era of highly active antiretroviral therapy［J］. Clinical Infectious Diseases, 2000, 30S1: S5 – S14.

［4］Weverling G J, Mocroft A, Ledergerber B, et al. Discontinuation of *Pneumocystis carinii* pneumonia prophylaxis after start of highly active antiretroviral therapy in HIV-1 infection［J］. The Lancet, 1999, 353(9161): 1293 –1298.

［5］Thomas C F, Limper A H. Pneumocystis pneumonia［J］. The New England Journal of Medicine, 2004, 350: 2487 –2498.

［6］Huang L, Hecht F M, Stansell J D, et al. Suspected *Pneumocystis carinii* pneumonia with a negative induced sputum examination: Is early bronchoscopy useful? American Journal of Respiratory and Critical Care Medicine, 1995, 151(6): 1866 –1871.

［7］Ng V L, Gartner I, Weymouth L A, et al. The use of mucolysed induced sputum for the identification of pulmonary pathogens associated with human immunodeficiency virus infection［J］. Archives of Pathology & Laboratory Medicine, 1989, 113(5): 488 –493.

［8］Broaddus C, Dake M D, Stulbarg M S, et al. Bronchoalveolar lavage and transbronchial biopsy for the diagnosis of pulmonary infections in the acquired immunodeficiency syndrome［J］. Annals of Internal Medicine, 1985, 102(6): 747 –752.

［9］Sing A, Trebesius K, Roggenkamp A, et al. Evaluation of diagnostic value and epidemiological implications of PCR for *Pneumocystis carinii* in different immunosuppressed and immunocompetent patient groups［J］. Journal of Clinical Microbiology, 2000, 38(4): 1461 –1467.

［10］Amorosa J K, Nahhas R G, Nosher J L, et al. Radiologic distinction of pyogenic pulmonary infection from *Pneumocystis carinii* pneumonia in AIDS patients［J］. Radiology, 1990, 175(3): 721 –724.

［11］Kaplan J E, Masur H, Holmes K K. Guidelines for preventing opportunistic infections among HIV-infected persons – 2002. Recommendations of the U. S. Public Health Service and the Infectious Diseases Society of America［J］. MMWR Recommendations and Reports, 2002, 51(RR08): 1 –46.

［12］Hirsch H H, Kaufmann G, Sendi P, et al. Immune reconstitution in HIV-infected patients［J］. Clinical Infectious Diseases, 2004, 38(8): 1159 –1166.

［13］Shelburne S A, Visnegarwala F, Darcourt J, et al. Incidence and risk factors for immune reconstitution inflammatory syndrome during highly active antiretroviral therapy［J］. AIDS, 2005, 19(4): 399

－406.

[14] Wislez M，Bergot E，Antoine M，et al. Acute respiratory failure following HAART introduction in patients treated for *Pneumocystis carinii* pneumonia[J]. American Journal of Respiratory and Critical Care Medicine，2001，164(5)：847－851.

[15] Tasaka S，Tokuda H，Sakai F，et al. Comparison of clinical and radiological features of pneumocystis pneumonia between malignancy cases and acquired immunodeficiency syndrome cases：A multicenter study[J]. Internal Medicine，2010，49(4)：273－281.

[16] Enomoto T，Azuma A，Kohno A，et al. Differences in the clinical characteristics of *Pneumocystis jirovecii* pneumonia in immunocompromized patients with and without HIV infection[J]. Respirology，2010，15(1)：126－131.

[17] Niederman M S，Sarosi G A，Glassroth J. 呼吸系统感染[M]. 纪霞，张为忠，主译. 北京：人民卫生出版社，2005.

[18] 赵蓓蕾，施毅，桑红. 现代肺部真菌病学[M]. 北京：人民军医出版社，2004.

[19] 吴观陵. 人体寄生虫学[M]. 北京：人民卫生出版社，2005.

[20] Pagano L，Fianchi L，Mele L，et al. *Pneumocystis carinii* pneumonia in patients with malignant haematological diseases：10 years' experience of infection in GIMEMA centres[J]. British Journal of Haematology，2002，117(2)：379－386.

[21] 佟莉贞，詹军芳. 血液系统恶性疾病合并卡氏肺囊虫肺炎六例的早期诊断及治疗[J]. 中华儿科杂志，2002，40(4)：241－242.

[22] Roblot F，Le Moal G，Godet C，et al. *Pneumocystis carinii* pneumonia in patients with hematologic malignancies：a descriptive study[J]. Journal of Infection，2003，47(1)：19－27.

[23] Shankar S M，Nania J J. Management of *Pneumocystis jiroveci* pneumonia in children receiving chemotherapy[J]. Pediatric Drugs，2007，9(5)：301－309.

[24] Bowden R A，Ljungman P，Paya C V. 移植感染学[M]. 谭建明，主译. 北京：人民卫生出版社，2006.

[25] Appelbaum F R，Forman S J，Negrin R S，et al. Thomas' Hematopoietic Cell Transplantation [M]. 3rd ed. USA：Wiley－Blackwell，2009：1108－1126.

[26] 鲁植艳，田志雄，徐霁，等. 艾滋病患者卡氏肺孢子虫肺炎的影像学研究[J]. 公共卫生与预防医学，2006，17(5)：103－104.

[27] 王婧，阴赪宏，郭增柱. 肺孢子虫肺炎的诊治进展[J]. 中国危重病急救医学杂志，2006，18(6)：382－384.

[28] 王鸿，李文桂. 卡氏肺孢子虫病免疫发病机制研究[J]. 中国寄生虫病防治杂志，2005，18(3)：225－227.

[29] 翁心华. 卡氏肺孢子虫的重新命名与分类[J]. 中华内科杂志，2005，44(9)：717.

[30] 董涛，王睿. 卡氏肺孢子虫肺炎与药物选择研究进展[J]. 国外医学呼吸系统分册，2005，25(11)：846－853

[31] 何洁，林江涛，郑知刚. 老年气管切开患者罹患卡氏肺孢子虫肺炎的临床分析[J]. 北京医学，2006，28(7)：393－395.

[32] 方保民，孙铁英，柯会星，等．老年肺孢子虫所致院内获得性肺炎[J]．中华老年医学杂志，2007，26(5)：345－347.

[33] 刁宗礼，马素霞，王超．老年人肺孢子菌肺炎特征及其诊治[J]．中国医刊，2008，43(6)：16－19.

[34] 王晓黎，李欣，安春丽．中国大陆肺孢子虫肺炎回顾性研究[J]．国际医学寄生虫病杂志，2007，34(4)：173－176.

[35] Nuchprayoon S, Saksirisampant W, Jaijakul S, et al. Flinders Technology A sociates(FTA)filter paper based DNA extraction with polymerase chain reaction(PCR)for detection of *Pneumocystis jirovecii* from respiratory specimens of immunocompromised patients[J]. Journal of Clinical Laboratory Analysis, 2007, 21(6)：382－386.

[36] Golab E, Szkoda T, Dzbenski T H. An evaluation of the occurrence of *Pneumocystis* infection through examination of pharyngeal and oral swabs using the nested PCR method[J]. Med Dosw Mikrobiol, 2006, 58(4)：371－376.

[37] Iliades P, Meshnick S R, Macreadie I G. Mutations in the *Pneumocystis jirovecii* DHPS gene confer cross-resistance to sulfa drugs[J]. Antimicrobial Agents and chemotherapy, 2005, 49(2)：741－748.

[38] Calderón E J, Gutiérrez-Rivero S, Durand-Joly I, et al. *Pneumocystis* infection in humans：Diagnosis and treatment[J]. Expert Review of Anti-Infective Therapy, 2010, 8(6)：683－701.

[39] Gupta R, Iyer V K, Mirdha B R, et al. Role of cytology and polymerase chain reaction based detection of *Pneumocystis jirovecii* infection in bronchoalveolar lavage fluid[J]. Acta Cytologica, 2010, 54(3)：296－302.

第 9 章 护 理 学

PCP 是由肺孢子菌感染引起的肺部非化脓间质性炎症，是人畜共患疾病，肺孢子菌在自然界广泛存在，通常情况下仅少数虫体寄生于肺泡内（隐性感染），遇到机体抵抗力低下或免疫抑制状态时能迅速繁殖并引起肺炎。多发生于肿瘤化疗患者、器官移植者、自身免疫病以及各类先天性或后天获得性免疫功能不全者。本病起病急，进展快，病死率高，临床早期肺部体征不明显，诊断困难，起病初期极易误诊，因此临床护理中要认真观察病情，详细询问病史，为临床诊断提供依据，做到早期诊断、早期治疗，降低病死率。

9.1 艾滋病合并肺孢子菌肺炎的护理

PCP 是多数艾滋病的首发症状，在艾滋病病程中的发病率、致死率较高。因此对PCP 的早期发现和早期预防显得尤为重要。因此在护理中，对于 CD4$^+$T 细胞计数 <200 个/mm³ 的患者，除嘱患者遵医嘱预防性服用复方磺胺甲噁唑外，还要密切观察患者的症状和体征，对于出现持续发热、干咳、少痰、气促的患者要提高警惕，并及时报告医师，为患者早期治疗提供有利的时机。

9.1.1 心理护理

PCP 多发生于艾滋病晚期，艾滋病病人病情危重，社会压力大，治疗经费困难，病人易产生焦虑情绪，长期身体的痛苦以及来自社会和家庭的歧视和冷漠，使他们的心灵遭受到严重的创伤，其心里特点是怕家人、同事、朋友知晓，担心会受到社会道德舆论的谴责及歧视，因而感到孤独无助甚至缺乏信心。病人入院后应经常与其谈心，发现存在的心理问题，进行心理疏导，多做思想工作，列举一些艾滋病病人凭着顽强意志存活 5~10 年的例子或相同病情好转的例子，请好转病人现身说法，增强其战胜疾病的信心。进行各种操作治疗前，认真解释，取得病人的信任与配合。与病人交谈及进行一般操作时尽可能不戴口罩、护目镜及围裙等，消除其恐惧感。以诚恳的态度与他们交谈，积极做好家人及周围人的工作，争取病人的支持和配合。

当艾滋病合并 PCP 时，由于骤然发热，变化迅速，患者往往出现焦虑和恐惧，特别是重度呼吸困难患者表现的焦虑或恐惧就更加明显，在护理患者时，特别要注意患者的眼神和肢体语言的表达，以亲切热情的态度和娴熟的技术给患者及时提供支持与帮助，并努力转移患者的注意力。同时还要取得患者家属的支持，用患者家属的情绪和言谈举止帮助患者克服焦虑和恐惧。已经有研究表明，情绪状态不良的艾滋病患者病情重，病程进展快，加速死亡。因而减少患者的负性情绪，可减轻对患者生理功能和心理反应的损害，从而缓解疾病的进展。

9.1.2　对症状的护理

（1）降低低氧血症　PCP 是由肺孢子菌引起的间质性浆细胞性肺炎，其主要病理特点是肺泡上皮产生炎症，肺泡水肿，肺泡内充满肺孢子菌和泡沫样渗出物，使肺泡的表面活性物质减少，肺的顺应性降低，弥漫功能受损，表现为血气分析有低氧血症。严重缺氧和呼吸困难是该病致死的主要原因。进行性呼吸困难及低氧血症是 PCP 的主要临床表现。因此，在护理中要做到以下几点：①密切观察患者咳嗽的性质，呼吸频率，节律，有无发绀，评估患者呼吸困难的程度；监测经皮血氧饱和度和血气分析的变化。②保持室内空气清新，定时通风，温度在 18～20℃，相对湿度在 50%～60%。③同时教会患者采取缓解呼吸困难的卧位；在患病急性期尽量减少下床活动，护士协助患者生活护理。④保障氧疗的疗效。氧疗是用以纠正缺氧的一种治疗方法，是改善低氧血症的主要手段。根据患者动脉血氧分压情况给予不同浓度、不同方式的氧疗。患者血氧分压在 4.55～6.13kPa 时给 10～12L/min 浓度的面罩吸氧；随着血氧分压的增高，逐渐降低氧浓度；血氧分压在 9kPa 以上时给 2～3L/min 浓度的鼻导管吸氧，监测经皮血氧饱和度，随时调整给氧方法和给氧浓度，同时根据血气分析调整氧流量。在氧疗过程中，护士要掌握正确的给氧方法，保证给氧的效果并注意给氧的副作用，如患者出现呼吸困难加重，应及时通知医生。通过有效的氧疗，患者呼吸状况均得到改善。缺氧改善后给予持续低流量吸氧。⑤另外，焦虑紧张也是加重呼吸困难的一个因素。给予持续吸氧，取半卧位，定时监测血氧饱和度，指导病人进行呼吸锻炼，疏导病人紧张情绪，使病人呼吸困难得到改善，血氧饱和度提高到 95% 以上。

（2）发热　发热是 PCP 的主要临床特征，可使机体各种营养物质消耗过快，因此要密切监测患者体温的变化，入院后即密切监测体温变化，每 4h 测量 1 次，必要时随时监测。对体温 <39℃ 的发热患者给予头枕冰袋、温水擦浴或用 30%～50% 酒精擦浴等物理降温；对物理降温效果不好、体温 >39℃ 的患者遵医嘱给予退热药，患者出汗时应及时更换衣服和床单。同时还要加强营养支持，除遵医嘱给予支持治疗外，还要鼓励患者进食、多饮水，补充能量的消耗，少量多食易消化、高热量、高维生素的流质。鼓励督促病人多饮水，保持口腔清洁，及时更换床单和衣裤。病人咳嗽咳痰均明显，痰液为白色黏痰。护理中密切观察咳嗽咳痰情况，必要时协助病人排痰。遵医嘱给予化痰止咳药。

（3）病人合并口腔真菌感染，或者同时伴有真菌性食管炎，遵医嘱积极给予抗真菌治疗。护理上主要采取清洁口腔后用3%碳酸氢钠溶液漱口，每天3次，3~5天口腔真菌感染均得到有效控制。同时伴有真菌性食管炎的病人，加用氟康唑静脉滴注。加强口腔护理是预防和控制真菌感染的重要措施。预防真菌感染可让患者每日用温盐水漱口3~4次，每日巡视病房时认真观察口腔黏膜情况，出现白色斑点或斑块时及时报告医师并给予呋喃西林溶液及5%碳酸氢钠溶液含漱每日3~4次。

（4）由于长期发热咳嗽，病人消耗增加，食欲下降，入院时病人均消瘦明显。选择高热量、高蛋白、低纤维素、低脂肪的饮食，满足病人的口味，少食多餐，鼓励病人多进食。

（5）另外，在病情许可的情况下，每天进行适量的运动如散步等，可改善病人情绪，增加食欲。通过健康教育使病人了解疾病的基本知识，正确对待已患的疾病，改变不良的健康行为，消除恐惧害怕心理，积极配合治疗工作。讲解抗病毒治疗的重要性，和病人共同讨论治疗方案，使病人了解抗病毒治疗可能出现的副反应，指导和督促病人正确服药，观察疗效。教育病人家属采取必要的防护措施，消除歧视心理，帮助病人树立战胜疾病的信心。

9.1.3 健全对艾滋病隔离消毒管理制度

（1）由于PCP病人常伴有咳嗽、咳痰，因此，被患者痰液或血液污染的被服、床单、衣物等用500mg/L有效氯溶液浸泡30min以上，然后送洗衣房煮沸消毒处理。痰盂里的痰液用500mg/L的有效氯溶液以1:2搅匀放置2h后倒入便池用水冲净。尽量使用一次性床单、枕套、被套，污染后装双层特别标致袋送焚烧处理。地板、床头柜、床铺用1g/L有效氯或过氧乙酸溶液擦拭。

（2）在护理病人的过程中，要加强自我防护意识，严格执行防护措施。接触病人时必须戴好口罩、帽子，穿好隔离衣。接触其血液、分泌物时要戴好手套，对其分泌物先用0.2%万福金安消毒液混合1~2h。为患者采血，静脉输液（血）时戴手套并在病人前臂垫一张纸，避免消毒液或血液污染床单使用一次性输血（液）器及注射器，抽血后不能用手将针头套套在针头上，避免刺伤手。用过的输血（液）器、注射器浸泡于500mg/L有效氯溶液中2h，滴干后装双层标志袋焚烧处理。带血针头直接装袋焚烧处理。给病人做各种注射、吸痰、换药、拔除输液时必须戴手套，必要时戴防护镜，穿隔离衣，避免各种分泌物、痰液、血液射入眼内。接触病人的血压计、听诊器用福尔马林熏蒸消毒。

（3）做好保护性隔离　肺孢子菌是一种无处不在的微生物，当人体免疫功能低下时，可导致人类疾病的发生。因此，对 PCP 患者除需进行一般艾滋病患者的体液、血液隔离外，还特别需要注意做好保护性隔离。一旦确诊即与其他患者分室居住，保持病室良好的通风，每日给予 2 次紫外线消毒，室内的物品及地面用不同浓度的含氯 84 消毒液擦拭。医护人员及陪护家属进入病室戴口罩、穿隔离衣。医生和护士做各种操作时严格执行无菌操作规程。进行体温监测及护理，发热是 PCP 主要临床特征。发热可使机体各种营养物质消耗过快，因此要密切监测患者体温的变化，每 4h 测体温一次，必要时随时监测。对体温 <39℃ 的发热患者给予头枕冰袋、温水擦浴或用 30% ~ 50% 酒精擦浴等物理降温；对物理降温效果不好、体温 >39℃ 的患者遵医嘱给予退热药，患者出汗时应及时更换衣服和床单。

9.1.4　进行营养状况评估，给予充足热卡及营养素

除遵医嘱给予支持治疗外，还要鼓励患者进食、多饮水，补充能量的消耗，少量多食易消化、高热量、高维生素的流质。艾滋病病人血浆中病毒的载量与基础代谢率成正相关，由于各种机会性感染及高效抗逆转录病毒治疗均会增加基础代谢率。患者摄入热量应略大于健康人，达到 40 ~ 50kcal/（kg·d）。三大营养素功能分别为蛋白质 20%、脂肪 20% ~40%、碳水化合物 40% ~60%，经口摄入是营养支持最科学、最经济的途径。对食欲不振者鼓励进食喜爱的食物，少量多餐。口腔有损害者除局部止痛外，给予稀软及避免辛辣刺激的食物。不能进食者给予鼻饲或遵医嘱静脉补充高能量营养素，如脂肪乳、白蛋白、氨基酸等。

9.1.5　对药物不良反应进行监测及护理

复方磺胺甲噁唑是治疗艾滋病患者合并 PCP 首选的药物，它通过干扰叶酸的代谢对肺孢子菌起到杀死的作用，具有高效抗菌、廉价等优点。但服用复方磺胺甲噁唑的不良反应是易在泌尿系统析出结晶（由于它残留在尿中的浓度较高，溶解度较低），造成患者血尿、尿痛、尿闭；有的可出现过敏反应，一般以药物热、皮疹常见。因此患者在服用复方磺胺甲噁唑时，医生或护士要充分讲解药物的药理作用以及出现不良反应的症状，叮嘱患者多饮水。对出现皮疹的患者，要密切观察其皮疹的大小、数量等变化情况；对出现发热的患者，要密切观察其体温变化的规律，区别是药物热还是与疾病有关的发热；出现过敏反应时，应嘱患者不要惊慌，遵医嘱服用抗过敏药（因复方磺胺甲噁唑不能中断服用），服用抗过敏药后3 ~4 天过敏症状可缓解。

9.1.6　做好患者及其家属的健康教育

提高患者自我监测技能和患者家属的护理技能是延长患者生命的重要方法。艾滋

病的诊治是一个长期的过程，患者不可能长期住院治疗。在患者住院期间，教会患者掌握必要的自我监测技能，帮助患者家属掌握对患者必要的护理方法，对于艾滋病患者的治疗，特别是对 PCP 的预防和治愈，延长患者的生命具有十分重要的意义。因此要教会患者自我监测病情的变化，一旦出现干咳、气急、全身不适等症状应立即到医院就诊。要提示患者及其家属，当患者在预防性服用复方磺胺甲噁唑时，要多饮水，如出现不良反应如发热、皮疹、尿痛、尿闭等症状也要及时到医院就诊。要告知患者及其家属环境因素对 PCP 有重要影响，保持居室空气清新、温湿度适宜，不要到人群较多的公共场所，减少被感染的概率。

目前医治艾滋病尚无特效药物，所以对艾滋病合并 PCP 实施有效的护理干预也是提高治疗效果的重要措施，对艾滋病患者要按照生理—心理—社会的现代医学模式做好整体护理工作。

9.2 肾移植术后肺孢子菌肺炎的护理

9.2.1 隔离消毒

病人需住隔离病房，保持室内空气新鲜，通风每日 2~3 次，每次 30min，避免对流风，室温保持在 20~24℃，相对湿度 50%~60%，限制探视，由专人护理，紫外线消毒空气每日 2 次，每次 30min，用物用具用含有效氯 500mg/L 的消毒液擦拭每日 2 次，防止交叉感染。

9.2.2 症状护理

（1）由于患者均以发热为主要症状入院，对于体温在 39℃ 以上的患者应给予药物或物理降温，并鼓励患者多饮水，使体温控制在 38~38.5℃。由于术后长期使用免疫抑制药，机体免疫力下降，入院前发热，嘱患者卧床休息，每日给予口腔护理 3 次，进清淡易消化、高热量、高纤维素、优质蛋白的流质饮食或半流质饮食。

（2）加强呼吸道护理，给予吸氧加强排痰和湿化，以保持呼吸道的通畅。因患者排痰功能低下，呼吸道分泌物难以排除，使气道阻力增加，通气量降低，加重缺氧和 CO_2 潴留。根据患者的病情、痰的性质和量，给予合理排痰方式，鼓励患者咳嗽、咯痰，按医嘱给予 α-糜蛋白酶加生理盐水雾化吸入；观察氧疗效果，定期进行血气分析。多数患者低氧血症，应给予持续吸氧 3L/min，并密切观察氧疗的效果，并定期进行血气分析。减少免疫抑制药是抢救肾移植术后 PCP 患者的关键，患者免疫功能差，自身抵抗力低，若不减少免疫抑制药，很难控制感染。等病情好转、免疫功能增加时，在监测免疫功能、环孢素浓度情况下，再增加免疫抑制药。口服复方磺胺甲噁唑（SMZco）者应碱化尿液、利尿，并观察肾功能变化，密切观察尿量。嘱其多饮水，使尿量控制在 2500～3000mL/d。

9.2.3　对病人进行心理护理

由于肾移植患者大多经历了漫长的肾源等待、长期的透析治疗又经历了肾移植手术，患者心理刺激受体的阈值降低，加上肾移植术后并发 PCP 后住进隔离病房，与外界失去联系，焦虑恐惧。医护人员应与患者建立良好的护患关系。大量实践证明，高度信任感、良好的护患关系是一切心理治疗成功的保证。多给患者一些亲情，了解患者的内心深处的一些感受，倾听他们的诉说，帮助和指导他们，多与患者沟通，告诉患者疾病治疗的方法与良好的转归，及时地将与患者有影响的信息透露给患者，使其感到安全和依赖而积极地配合治疗。

9.2.4　加强健康宣教

及时提供有关疾病治疗的知识，满足患者的需要。通常在信息缺乏时，患者易陷入情绪障碍，产生不良心理影响。针对患者及疾病的特点制订健康宣教计划，通过以语言教育为主、宣教手册为辅的教育方式，让患者参与学习，从而提高了患者自身对疾病的认识和防范。

9.3　系统性红斑狼疮合并肺孢子菌肺炎的护理

系统性红斑狼疮（SLE）合并 PCP 在临床上并无独特的临床特征。部分病人都表现为起病急、进展快，因此，早期密切的病情观察、早诊断、早治疗以及全面的护理至关重要。

9.3.1　症状的护理

（1）发热　是本病的特征之一，患者早期出现高热，热型复杂多变，持续不退，因此要加强对体温的观察，每 4h 监测体温一次，高热病人嘱卧床休息，减少体力消耗，并予温水擦浴、冰敷等物理降温，必要时遵医嘱药物降温，观察效果。气促、心悸是本病最典型的特征，呼吸急促达每分钟 30 次以上，心率明显加快，严重的低氧血症及难以纠正的 I 型呼吸衰竭表现。因此要严密监测呼吸、心率的变化，给患者取半卧位，必要时遵医嘱予呼吸机辅助通气，监测血气的变化。

（2）使用呼吸机辅助通气的护理　PCP 早期用呼吸机辅助通气是治疗成功的关键。护理上严格执行消毒隔离制度，严密观察及时调节呼吸机各参数，保证呼吸机的正常工作及有效通气，观察缺氧征改善情况。

（3）药物副作用的护理　护理上密切观察 SMZco、泼尼松（MP）等药物的副作用，并及时报告医师，如出现恶心、呕吐、尿少、神志恍惚、白细胞下降等。护理上还要注意严密督促检查患者的服药到口情况，以保证药物定时、定量、准确服用。

9.3.2　预防感染的护理

（1）环境的护理　有文献报道同一病室的 2 例患者短期内先后发病，提示环境因素可能在起病过程中的作用。护理上将病人移至单人房保持室内空气流通环境清洁，早晚通风，室内挂窗帘，防阳光直射不用紫外线消毒，以免 SLE 加重，实行床边保护性隔离。每次给病人做完治疗、护理后用洗必泰消毒手。

（2）口腔护理　患者免疫力低下容易导致口腔溃疡，给患者带来痛苦。因此预防口腔感染成为临床护理不可忽视的问题之一。嘱病人饭前后清洁口腔，病情严重时每日行生理盐水口腔护理两次，或根据具体情况选择合适液体进行护理。

（3）皮肤护理　患者因皮肤红斑极易引起皮肤受损、黏膜继发感染。护理上每日为病人进行床上浴 1 次，勤换衣服，保持床铺平整清洁，为病人翻身以防褥疮。静脉穿刺选择适宜的针头，保留留置针，避免多次穿刺而造成不必要的皮肤感染。

（4）饮食的护理　病人因发热，消耗大，蛋白从尿中丢失，给予高热量、优质低蛋白为主的半流质饮食（如牛奶、鸡蛋、瘦肉等）。鼓励多食水果、蔬菜以减少脂肪分解。

9.3.3　心理护理

患者起病急、进展快，因发热、气促、心悸以致卧床不起，对疾病的转归缺乏了解而焦虑不安，情绪低落，忍受不了疾病的折磨及治疗带来的不适。医护人员应向病人耐心解释，指出焦虑、忧郁等不良情绪会加重病情发展，多与患者沟通，了解患者的想法，以高度的同情心开导和鼓励患者，同时要争取家属给予患者更多的关爱，使其树立战胜疾病的信心。

9.3.4　恢复期的护理

恢复期要坚持服药。曾有文献报道，患者因药物的副作用而过早停药，导致病情复发死亡的教训。因此待病人症状、体征和胸部 X 线片结果正常后，仍应指导患者遵医嘱坚持长时间的足量 SMZco 的服用，以预防复发。适当活动：恢复期活动应量力而行，避免受凉，进行保健强身运动，如气功、散步，但避免剧烈运动或到人员密集的地方活动，防止交叉感染。

SLE 合并 PCP 在临床上并无独特的临床特征，部分患者起病急，进展快，因此，早期密切的病情观察、早诊断、早治疗以及全面的护理至关重要。特别是症状缓解后的服药指导及恢复期的健康教育必不可少，也是疾病彻底治愈的关键。必须警惕 SLE 患者出现快速进行性低氧血症及 I 型呼吸衰竭时 PCP 发生的可能性，SLE 并发 PCP 病死率高，临床上提供全面系统的护理、监测、观察可减少并发症的发生，提高治愈率。

9.4　慢性阻塞性肺疾病合并肺孢子菌肺炎的护理

9.4.1　症状护理

（1）控制感染　严密监测患者体温波动情况准确记录。观察痰液性状，因长期卧床，定时翻身拍背以促进痰液排出。同时正确留取痰标本，以协助诊断及治疗。遵医嘱及时准确应用抗生素，观察药效。严格无菌操作，防止医源性感染。定时开窗通风，减少病室空气中的细菌浓度。限制探视，减少交叉感染机会。

（2）呼吸系统的护理　保持呼吸道通畅，改善呼吸困难。观察患者呼吸形态、意识状况。遵医嘱应用低流量吸氧、雾化吸入，定时翻身拍背以促进痰液排出，必要时使用机械负压吸痰。监测血氧情况，及时复查血气。教会患者有效的咳嗽方法，鼓励患者有意识的使用呼吸技术，即包括缩唇呼吸和用膈肌呼吸。室温维持在 23～25℃，相对湿度在 50%～60%。急性期血氧进行性下降时，使用鼻面罩接 BIPAP 呼吸机辅助呼吸，氧流量为 8～10L/min，严密监测生命体征。

（3）加强营养支持　有的患者进食有呛咳发生，给予放置胃管行肠内营养，注意保持鼻饲管清洁通畅，抬高床头 >30°。鼻饲温度 40℃左右，滴注速度 40～50mL/h，以后逐渐加快。如发现恶心、呕吐，可停止 12～24h，或减慢速度。同时配合使用肠外营养，如脂肪乳、免疫球蛋白、氨基酸等，弥补早期肠内营养摄入的不足。随病情平稳，逐渐增加鼻饲量及经口进食量。在食欲好转时，给予高蛋白、高热量、易消化、半固体的营养物，取半坐位，少量多餐。观察进食后反应，床旁备吸引器，防误吸。进食前后清洁口腔。准确记录出入量。

（4）皮肤护理　评估患者可能引起皮肤损伤的原因、相关因素及皮肤弹性。做好皮肤护理：及时清理大小便，每日用温水擦身，皮肤皱褶处擦爽身粉，以保持局部皮肤清洁干燥。保持床单位平整、无渣屑，及时更换潮湿污染的被褥。定时更换体位，翻身时避免拖拉，保护骨隆突处，使用软枕或气垫。

9.4.2　呼吸道隔离及保护性隔离

安排患者于单间病房，进入病室戴口罩。被呼吸道排出物污染的物品，应使用医用垃圾袋盛装、做好标记，送去焚烧或消毒处理。呼吸器、吸痰器及雾化器专用并要定期消毒。进出病室须洗手。对各种检查器械及穿刺部位严格消毒，操作过程加强无菌观念。每日开窗通风 2 次，每日消毒液擦拭房间，各类保洁物品专用。做好宣教取得患者及家属的配合，谢绝探视，减少传播机会。

9.4.3　心理护理

本病导致呼吸困难、胸闷，PCP 患者合并慢性阻塞性肺疾病（COPD）需使用呼吸机进行无创通气，治疗中易产生急躁恐惧的情绪。医护人员针对此问题进行早期的心理干预，讲解使用呼吸机的目的，与呼吸机配合的方法，上机后加强巡视，及时与患者沟通，鼓励与安慰患者，给予其心理支持治疗，及时满足患者需求。患者不能口头语言表达时，护士应耐心进行手势、口型、表情等非语言方式的交流，体会患者想表达的意思，消除其紧张恐惧心理。

9.4.4　健康教育

应注意加强营养，提高患者免疫力，定期复查。对于 PCP 已经痊愈但仍存在 COPD 者，继续加强呼吸肌的锻炼，坚持家庭氧疗。向家属讲解 PCP 的防治方法、预后情况，指导家属有效观察病情变化。督促患者按时服药，定期随诊。

对于高龄 PCP 患者，营养状况差且合并其他呼吸系统疾病，在整个整体化护理过程中，要注重以下几点：①痰标本的收集，本病主要确诊手段是痰肺孢子菌 PCR 检测，但本病症状特点却是少量咳痰或干咳，老人咳嗽反射减弱，因此收集痰液十分困难，可采用雾化、拍背、3% 生理盐水雾化诱导等方法留取痰标本，以保证化验的及时性和准确性，为医疗诊断提供有效的资料。②患者合并 COPD，因此呼吸支持治疗尤为关键，护理过程中护士熟练掌握无创呼吸机的监护，并为患者提供适当的心理支持治疗，缓解上机时的烦躁。③加强营养支持的重要性，本病在营养不良免疫力低下时易发生，同时营养不良可进一步削弱患者的免疫功能，护理过程中应注重加强营养支持治疗，正确使用肠内肠外营养，增强免疫力，促进疾病的恢复。

9.5　淋巴瘤化疗后 PCP 的护理

9.5.1　症状护理

（1）呼吸道护理　本病进展迅速，发展较快，且以呼吸道症状为主，应尽量使患者保持安静，减少活动。为保护鼻腔黏膜，每次更换鼻导管时，鼻腔涂石蜡油，同时要保持室内空气的相对湿度在 50% 左右，以减少呼吸道刺激。予以心电监护，密切注意患者病情变化，根据血氧饱和度调节氧流量，使脉氧饱和度维持在 95% 以上，患者呼吸困难时给予舒适的半卧位，协助拍背，定时翻身，安慰患者，指导患者进行深呼吸，有效咳嗽，肺功能锻炼，促进肺部氧合，加速疾病的恢复。

（2）高热护理　鼓励患者多饮水，按医嘱补充液体。患者高热时给予冷饮料或果汁，出汗多时可给予淡盐水、西瓜汁、绿豆汤等，以补充能量。每 4h 测体温一次，体温超过 38.5℃时给予物理降温，以温水擦浴和头部冷敷，以降低机体能量消耗。保持大便通畅，便秘时进食纤维素类食物，如新鲜蔬菜、水果等，或按医嘱用 4℃盐水灌肠，以促进排便，减少肠道毒物的吸收，降低体温。保持床单、内衣裤干燥，避免受凉。

9.5.2　用药观察及护理

SMZco 属于碱性较强的药物，易致静脉炎，输液时一要选择较粗大的静脉，二要避免长期在同一条静脉进行输液，并应经常观察局部有无红、肿、热、痛发生，同时还要注意观察药物的不良反应。因磺胺类药物自肾脏排出时，游离磺胺或乙酰化物随尿液在肾小管中浓缩，而药物和乙酰代谢物的溶解度又低，尤其在酸性环境中，在肾小管中易析出结晶，损伤肾小管或输尿管，而形成结晶尿、血尿，出现尿痛、尿闭等症状。因此，用药期间要注意观察尿液的颜色、性质及有无结晶出现，询问患者有无排尿痛等症状，按医嘱碱化尿液，输注一定量的碳酸氢钠（5%碳酸氢钠 70mL 加 5%葡萄糖液 150mL 静滴，每 12h 一次）。可嘱患者多饮水，每日饮水量不少于 1000mL，定期检查尿液。在静脉滴注 SMZco 时，控制输液速度 25～30 滴/min。SMZco 有可能引起肝功能的损害，应定期检测肝功能。SMZco 有可能引起白细胞、粒细胞或血小板下降，偶见再生障碍性贫血，注意血常规监测。

9.5.3　心理护理

患者因严重呼吸困难、胸闷、呼吸窘迫、有窒息感，对疾病产生恐惧感，不能很好配合治疗。所以应耐心向患者解释原发病较稳定，症状主要是肺部炎症所致，只要配合治疗，炎症消退后疾病就会慢慢好起来。同时做到各种操作动作轻柔，以减轻患者痛苦。

9.5.4　隔离护理

患者化疗后机体抵抗力低下，很容易发生交叉感染。故应让患者住单人房间，病室每日紫外线照射消毒 1 次，每天开窗通风 2 次，每次 30～60min，医护人员进入病室换鞋套，戴口罩，做好宣教工作，限制陪客及探视人员，固定一名家属陪护，各种治疗严格执行无菌操作。每日用 4%苏打水口腔护理每日 3 次，并用口泰漱口液漱口，防止口腔真菌和细菌感染。保持肛周皮肤清洁，便后用 1∶5000 高锰酸钾溶液坐浴，防止肛周皮肤感染。

参 考 文 献

［1］ 颜婵，万秀兰，侯嘉斌，等．艾滋病合并卡氏肺孢子虫肺炎患者的护理［J］．中华护理杂志，2009，44（6）：531 - 533.

［2］ Grace C，Kutzko D，Alston W K，et al. The Vermont model for rural HIV care delivery：Eleven years of outcome data comparing urban and rural clinics［J］. Journal of Rural Health，2010，26（2）：113 - 119.

［3］ 范春红，夏萍．AIDS 合并卡氏肺孢子虫肺炎的护理［J］．现代护理，2006，12（3）：233.

［4］ 李建菊，陈征．AIDS 合并卡氏肺孢子虫肺炎的护理干预［J］．中国艾滋病性病，2005，11（5）：376 - 377.

［5］ 高亚丽，马敏洁．肾移植术后并发卡氏肺孢子虫肺炎的护理［J］．中国误诊学杂志，2005，5（10）：1943 - 1944.

［6］ Li J Y，Yong T Y，Grove D I，et al. Late-onset and atypical presentation of *Pneumocystis carinii* pneumonia in a renal transplant recipient［J］. Clinical and Experimental Nephrology，2009，13（1）：92 - 95.

［7］ Verma N，Soans B. Cryptogenic organizing pneumonia associated with *Pneumocystis carinii* infection and sirolimus therapy in a renal transplant patient ［J］. Australasian Radiology，2006，50（1）：68 - 70.

［8］ 杜乐燕，金小慧，刘灵洁．复方磺胺甲基异噁唑治疗肾移植术后卡氏肺囊虫性肺炎患者的护理［J］．中华护理杂志，2002，37（8）：581 - 583.

［9］ 赵巧红，叶佩仪，陈国强．2 例系统性红斑狼疮并卡氏肺孢子虫肺炎的观察与护理［J］．齐齐哈尔医学院学报，2004，25（8）：948 - 949.

［10］ Quadrelli S A，Alvarez C，Arce S C，et al. Pulmonary involvement of systemic lupus erythematosus：Analysis of 90 necropsies［J］. Lupus，2009，18（12）：1053 - 1060.

［11］ 崔欣，刘洁，刘玉翠．1 例高龄 COPD 合并卡氏肺孢子虫肺炎患者的护理［J］．现代护理，2006，12（5）：428 - 429.

［12］ 徐振香．1 例卡氏肺囊虫肺炎患儿的护理［J］．现代中西医结合杂志，2005，14（4）：534 - 535.

［13］ Chang H，Yeh H C，Su Y C，et al. *Pneumocystis jiroveci* pneumonia in patients with non-Hodgkin's lymphoma receiving chemotherapy containing rituximab［J］. Journal of Chinese Medical Association，2008，71（11）：579 - 582.

中国科协三峡科技出版资助计划
2012 年第一期资助著作名单

（按书名汉语拼音顺序）

1. 包皮环切与艾滋病预防
2. 东北区域服务业内部结构优化研究
3. 肺孢子菌肺炎诊断与治疗
4. 分数阶微分方程边值问题理论及应用
5. 广东省气象干旱图集
6. 混沌蚁群算法及应用
7. 混凝土侵彻力学
8. 金佛山野生药用植物资源
9. 科普产业发展研究
10. 老年人心理健康研究报告
11. 农民工医疗保障水平及精算评价
12. 强震应急与次生灾害防范
13. "软件人"构件与系统演化计算
14. 西北区域气候变化评估报告
15. 显微神经血管吻合技术训练
16. 语言动力系统与二型模糊逻辑
17. 自然灾害与发展风险

发行部

地址：北京市海淀区中关村南大街 16 号

邮编：100081

电话：010 – 62103354

办公室

电话：010 – 62103166

邮箱：kxsxcb@ cast. org. cn

网址：www. cspbooks. com. cn

北京市自然科学基金委员会资助出版